まずはココから!
Point-of-Care 超音波

済生会熊本病院集中治療室
西上和宏［編著］

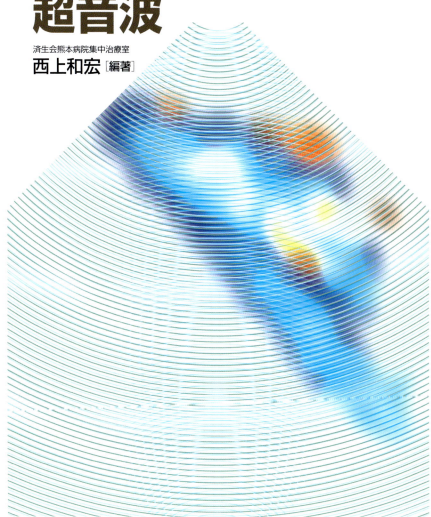

金芳堂

執筆者一覧（執筆順）

西上　和宏　　済生会熊本病院 集中治療室
川野雄一朗　　済生会熊本病院 救急総合診療センター
堀端　洋子　　済生会熊本病院 循環器内科
小林　真之　　東京女子医科大学 麻酔科学教室
尾﨑　　徹　　済生会熊本病院 救急総合診療センター

はじめに

　近年，救急・集中治療分野を中心に Point-of-Care 超音波が注目を集めています．救急外来や集中治療室等で，短時間にポイントを絞って，システム化されたプロトコールで行う超音波法です．超音波ガイドの手技もこれに含まれます．欧米では，Point-of-Care 超音波の書籍を多く目にするようになりましたが，本邦では，まだまだ少ないのが現状です．

　そこで，このたび「まずはココから！Point-of-Care 超音波」を発刊することになりました．基礎から応用まで，できるだけわかりやすく，誰にでもすぐに Point-of-Care 超音波が始められるよう著者一同，図や画像を豊富に盛り込んで，本書を作成しました．

　本書を手に，侵襲の無い超音波で，できるだけ多くの患者さんの診断や手技に御活用いただければ望外の喜びです．

西上和宏

目次

Introduction （西上和宏）
Point-of-Care 超音波のすすめ 2
背景 2
従来の超音波検査との違い 2
Point-of-Care 超音波の種類・目的 3
Point-of-Care 超音波の習得 3
Point-of-Care 超音波の展望 3

1 外傷を診る（FAST） 4
（川野雄一朗）
背景・概要 4
本領域の Point-of-Care 超音波 4
外傷での Point-of-Care 超音波の実際 5
1 基本アプローチ 5
1.1 心窩部 5
1.2 Morrison 窩，右胸腔 6
1.3 脾周囲，左胸腔 7
1.4 Douglas 窩 8
2 応用アプローチ 8
2.1 心窩部 8
2.2 Morrison 窩・脾周囲および Douglas 窩に異常を認めた場合 8
2.3 右胸腔および左胸腔に異常を認めた場合 9
目標・習熟度 9

2 ショックを診る（RUSH exam） 10
（堀端洋子）
背景・概要 10
本領域の Point-of-Care 超音波 10
ショックでの Point-of-Care 超音波の実際 11
1 基本アプローチ 11
1.1 Step 1：ポンプを見る 11
1.2 Step 2：タンクを見る 13
1.3 Step 3：パイプを見る 15
2 応用アプローチ 16
2.1 心原性ショック 16

2.2 循環血液量減少性ショック 17
2.3 閉塞性（心外閉塞性・拘束性）ショック 17
2.4 血流分布不均衡性ショック 18
目標・習熟度 18

3 胸痛を診る（EASY screening） 20
（西上和宏）
背景・概要 20
本領域の Point-of-Care 超音波 20
胸痛での Point-of-Care 超音波の実際 20
1 基本アプローチ 21
1.1 Effusion：心膜液の有無 22
1.2 Aorta：大動脈の確認 22
1.3 Size & Shape：肺塞栓の鑑別 23
1.4 Asynergy：左室壁運動のチェック 23
1.5 Non EASY：胸骨左縁から心臓が見えない 24
2 応用アプローチ 25
2.1 急性大動脈解離 25
2.2 肺塞栓症 29
2.3 急性冠症候群 30
2.4 緊張性気胸 31
特記事項 31
目標・習熟度 31

4 手技に超音波を活かす 32
（小林真之）
❶ 内頸静脈穿刺 32
背景・概要 32
適応 32
穿刺時に特別な注意が必要な症例 32
解剖 33
手順 33
注意点 35
合併症 36

❷ 橈骨動脈穿刺	38
背景・概要	38
適応	38
注意すべき症例	38
解剖	38
手順	39
注意点	40
合併症	41

❸ 大腿動静脈穿刺	42
背景・概要	42
注意すべき症例	42
解剖	42
手順	43
注意点	44
合併症	44

❹ 神経ブロック	46
背景・概要	46
A 腕神経叢ブロック	46
適応	46
注意すべき症例	46
解剖	47
手順	48
注意点	52
腕神経叢ブロック：斜角筋間アプローチに特有な合併症	53
B 下肢の神経ブロック❶ 大腿神経ブロック	53
適応	53
注意すべき症例	53
解剖	53
手順	54
C 下肢の神経ブロック❷ 坐骨神経ブロック（膝窩アプローチ）	56
適応	56
解剖	56
手順	56
注意点	58
合併症	59

特別編　腹痛を診る	62
（尾﨑　徹）	
背景・概要	62
A 緊急で外科（カテーテル）的介入が必要なcritical な疾患	63
1 FAST 陰性	63
1.1 急性胆道感染症	63
2 FAST 陽性	64
2.1 腹部大動脈瘤破裂	64
2.2 肝細胞癌破裂	64
2.3 子宮外妊娠破裂	66
2.4 腸閉塞	66
B 部位別アプローチ	68
1 心窩部〜右季肋部痛	68
1.1 急性胃粘膜病変	68
1.2 肝膿瘍	70
1.3 急性胆囊炎	71
1.4 いろいろな胆囊炎	72
1.5 胆囊炎ではない胆囊壁肥厚	74
1.6 急性膵炎	74
1.7 十二指腸潰瘍穿孔	75
1.8 門脈ガス血症	76
2 腹部全体痛み	77
2.1 SMA 症候群	77
2.2 腸重積	78
2.3 上腸間膜血栓症	79
2.4 SMA 解離	80
2.5 腹水（漏出性・血性・癌性）	81
3 側腹部痛	82
3.1 大腸炎	82
3.2 急性虫垂炎	84
3.3 回腸末端炎	85
3.4 大腸憩室炎	86
4 腰背部痛	87
4.1 腸腰筋膿瘍	88
4.2 閉塞性腎盂腎炎　尿管結石	89
4.3 腎梗塞	90
4.4 脾梗塞	90
4.5 尿路系で知っておくべきこと	91
5 下腹部痛	92
5.1 卵巣出血	93
5.2 卵巣捻転	94

本書掲載図の動画をインターネットで閲覧できます！
さらに！『特別編：腹痛を診る』の特典画像集を
ダウンロードいただけます！

本書の特設サイトにて，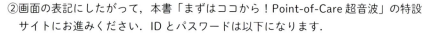マークがついている図の動画を
公開しております．また，『特別編：腹痛を診る』（62 頁〜）の
特典画像集をダウンロードいただけます．

① 下記の URL にアクセスしてください．

http://www.kinpodo-pub.co.jp/pocus/

※右の QR コードもしくは弊社ウェブサイトからでもアクセスできます．

② 画面の表記にしたがって，本書「まずはココから！Point-of-Care 超音波」の特設
サイトにお進みください．ID とパスワードは以下になります．

ID：p53hgt　　　パスワード：wr843n

※今後パスワードが変更になる可能性もございます．
　その際は上記のサイトにて告知いたしますので，あらかじめご了承ください．

※閲覧環境について（2016 年 11 月現在）
以下の環境での閲覧を確認しておりますが，お使いの端末・環境によっては閲覧できない可能性もございます．また，インターネットへの接続環境によっては画面が乱れる場合がございますので，あらかじめご了承ください．

OS	version	ウェブブラウザ（基本的には <video> タグをサポートしているウェブブラウザにて閲覧できます）
Windows	7 以降	Internet Explorer 11，Chrome，Firefox
Mac	10.6.8 以降	Safari，Chrome，Firefox
Android	5.0 以降	Chrome
iOS	5.1 以降	Safari

ブラウザは最新のバージョンにアップデートしてください．

まずはココから！
Point-of-Care 超音波

[Introduction] Point-of-Care 超音波のすすめ
1　外傷を診る
2　ショックを診る
3　胸痛を診る
4　手技に超音波を活かす
[特別編] 腹痛を診る

Introduction
Point-of-Care 超音波のすすめ

背景

- 聴診器が医療者の必須の器具であるように，超音波機器も近年，救急外来をはじめ，医療の最前線では医師にとって必要不可欠なデバイスになりつつある．また，看護師にとっても，救急・集中治療系の職場では，超音波検査が身近な存在になり始めている．

- 超音波機器は，医学の進歩とともに進化・高性能化している．そのため，初めて使う時は，その多機能さゆえに取り扱いにくく感じることもあるが，実際に使ってみると予想以上に種々の情報が得られ，使えば使うほどにその価値を実感することができる．また，コンパクトで簡便な超音波機器も普及し，その非侵襲性と繰り返し検査できる手軽さから聴診器と同じ存在になってきたと言っても過言ではない．

- 2001 年の米国医学会において，「超音波検査は多様な適応を持っており，幅広い医療者に使用されるべきである」と宣言された[1]．これ以降，欧米では，医師と看護師が医療の最前線でエコーを用いた診療が一般的となりつつあり，Point-of-Care 超音波として発展している．

従来の超音波検査との違い

- 表 1 に Point-of-Care 超音波と従来の超音波検査の違いをまとめた．

表 1　従来の超音波検査との違い

	Point-of-Care 超音波	従来の超音波検査
①	急性期，重篤な患者状態	慢性期，安定状態
②	ベッドサイド	検査室
③	数分	数 10 分
④	携帯型超音波装置	汎用型超音波装置
⑤	限定項目，チェック式	網羅的，詳細な評価
⑥	追加検査・治療に直結	専門的評価後にケアプラン作成

Point-of-Care 超音波の種類・目的

①急性期診断
②スクリーニング
③手技ガイド
④モニター

Point-of-Care 超音波の習得

①機器の設定
②超音波検査の手順
③評価項目
④診断基準

Point-of-Care 超音波の展望

- 従来の超音波検査は，超音波検査専門技師や超音波専門医が主に施行し，その評価と診断を任されてきた．
- 超音波装置が発展し，医療が進歩した今日，非侵襲的に，簡易に，明瞭に描出できるようになった超音波装置を広く医療者が用い，臨床の現場で幅広く役立てることの必要性が，世界中で認識されてきている．
- 本書では，臨床の最前線で多く出会う状況を中心に，Point-of-Care 超音波を紹介している．Point-of-Care 超音波を身につければ，臨床の現場で大いに役立つことが必ず実感できると執筆者一同信じている．一方で，本書で不足している面や改良すべき点があれば，今後改良を重ね，読者の皆様とともに，新しい Point-of-Care 超音波を作っていきたいと願っている．お気づきの点を遠慮なく，お知らせいただければ幸いである．

参考文献

1) Cardenas E：Emergency medicine ultrasound policies and reimbursement guidelines. Emerg Med Clin North Am 22：829-838, x-xi, 2004

1 外傷を診る（FAST）

背景・概要

- 外傷初期診療におけるショックの原因の多くは出血性ショックである.
- Point-of-Care 超音波で以下を検索する.
  ①体表上からは確認が困難である胸腔内出血
  ②腹腔内出血
  ③閉塞性ショックの原因である心囊液貯留[1]

≡ Memo
- 今日，CT の性能向上に伴い，以前よりも短時間で全身の画像評価が可能となっている.
- 外傷初期評価（primary survey）における trauma pan-scan の有用性についての報告も散見されるが，それでも，撮影中の安全性から，また，人工呼吸器や点滴など多くの付帯物があると移動には時間を要することもあり，現時点では primary survey での CT 検査の施行を推奨するには至っていない. JATEC（外傷初期診療ガイドライン）においても primary survey においては FAST およびポータブルレントゲン（胸部，骨盤）による画像評価を推奨している.
- FAST に 気 胸 の 検 出 を 加 え た extended focused assessment with sonography for trauma（EFAST）[2-4] という手法も出てきており，今後も外傷初期診療における超音波の有用性は変わらないと思われる.

本領域の Point-of-Care 超音波

FAST（focused assessment with sonography for trauma）：Rozycki GS, Shackford SR：Ultrasound, what every trauma surgeon should know. J Trauma 40：1-4, 1996

- FAST は，患者に対して非侵襲的であり，短時間でショックの原因を検索することができ，かつ，繰り返し検査を行うことで，診断精度を向上させることができる.
- FAST で腹腔内貯留液を検索できる感度は，73 ～ 88%，特異度は 98 ～ 100%，正診率は 96 ～ 98% とされている[5].

外傷でのPoint-of-Care超音波の実際

Basic 1 基本アプローチ

- 以下の4カ所を短時間で評価し，ショックの原因を検索する（図1）．
  - ①心窩部
  - ② Morrison窩，右胸腔
  - ③脾周囲，左胸腔
  - ④ Douglas窩（膀胱直腸窩）
- FASTは後腹膜出血については評価できていないため，FASTで所見を認めない出血性ショックの場合，骨盤骨折による血管損傷，膵，腎，腹部大血管損傷や腰椎破裂骨折に伴う後腹膜出血等を考慮する必要がある[6]．

図1　FASTの評価位置

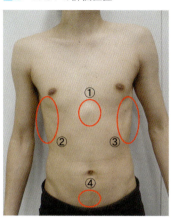

1.1 心窩部（図2）

▶どの断面で何を見る？

- 心窩部より頭側に見上げるようにプローブを操作し，心嚢液の有無を評価する．

▶所見と疾患

- 外傷性心嚢液貯留は心損傷，大血管損傷の存在を意味する．

▶注意点

- 急性期には，少量の心嚢液貯留でも心タンポナーデに陥る可能性がある．
- 画像上，心嚢液貯留の同定が困難なこともある．そのため1回目に所見がなくとも経時的に繰り返しFASTを行うことが重要である．

図2　心窩部

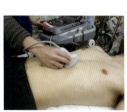 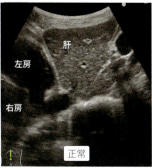 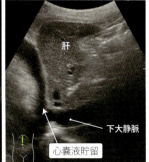

1.2 Morrison窩,右胸腔(図3)

どの断面で何を見る?

- Morrison窩と呼ばれる,肝右葉,壁側腹膜,右腎臓にて形成されるスペースを観察する.

所見と疾患

- Morrison窩にecho free spaceを認めた場合,それは腹腔内出血を示唆する.
- 上部肋間より右胸腔内を描出し大量血胸の評価を行う.

注意点

- 下記に挙げるようなケースでは観察困難となることがある.
  - 肥満体型
  - 痩せ型の患者では,肋骨を避けてプローブを当てる必要があるため,肋間から超音波がうまく入らず観察が困難なことがある.
  - 外傷性気胸を合併している場合,皮下気腫のため観察困難となることもよく経験する.
- FASTは,ショックの原因となる重篤な病態を迅速に評価することを目的としており,描出に固執して時間を要するのは避けるべきである.

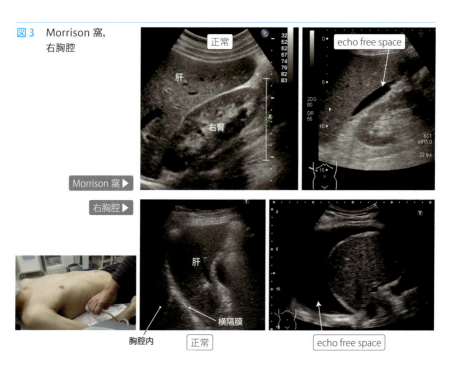

図3 Morrison窩,右胸腔

1.3 脾周囲，左胸腔（図4）

▶ どの断面で何を見る？

- 脾腎境界を観察し，echo free space の有無を評価する．
- 上部肋間より左胸腔内を描出し，大量血胸の有無を評価する．

▶ 注意点

- 脾腎境界の描出は，Morrison 窩の描出と比べると患者をまたぐようにプローブを操作することになる．
- 冬などは，患者がコートやジャケットを着用していることでプローブ操作が困難となることがある．
- 脾腎境界描出のコツは，背側肋間からプローブを当てることで，比較的容易に描出することが可能である．

図4 脾周囲，左胸腔

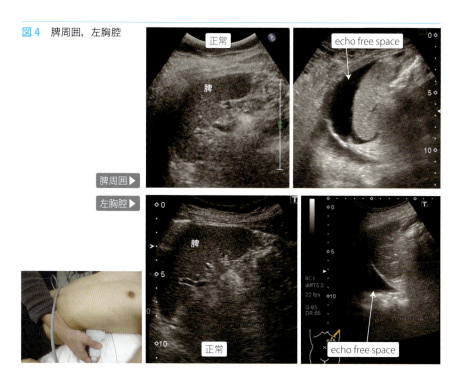

1.4 Douglas窩（図5）

▶ どの断面で何を見る？
- Douglas窩（膀胱直腸窩）を描出し，echo free spaceの有無を評価する．

▶ 注意点
- Douglas窩の描出は比較的容易であるが，膀胱が虚脱していれば描出が困難となることに注意する．

図5 Douglas窩

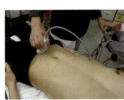
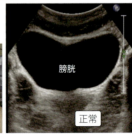
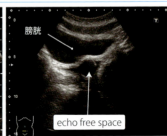

Advanced

2 応用アプローチ

基本アプローチで異常を認めた場合は，追加の処置を行う．

2.1 心窩部

▶ 救命処置　心嚢穿刺・心嚢ドレナージを行い，心タンポナーデの解除を行う．

▶ 原因検索　心電図，造影CTにて心損傷，大動脈損傷の評価を行う．

2.2 Morrison窩・脾周囲およびDouglas窩に異常を認めた場合

▶ 救命処置
- どれも腹腔内出血を示唆する所見であり，早急な対応が必要となる．
- まずは末梢ルート確保し輸液を行う．
- 造影CTにて出血源が同定でき止血処置が必要な場合，患者のバイタルを考慮し経カテーテル的動脈塞栓術（transcatheter arterial embolization：TAE）や開腹術を行う．
- バイタルが不安定で，CT撮影ができないほど緊急度が高いときは，重篤な胸部外傷や頭部外傷の合併がない場合，大動脈遮断バルーン挿入をしたり，状況によっては初療室で緊急開腹術による止血処置を考慮する．

▶ 原因検索
- 輸液負荷にてバイタル安定化の後，造影CTにて出血源および損傷部位の精査を行う．

2.3 右胸腔および左胸腔に異常を認めた場合

▶救命処置

- 呼吸状態が不安定であれば経口気管挿管を考慮する.
- 大量血胸を認めた場合, 胸腔ドレーンを留置し出血量によって手術を考慮する.

▶原因検索

- まずはポータブルの単純レントゲンで画像評価を行う.
- さらに詳細な情報を収集するには救命処置を行い, バイタル安定化した後に CT にて評価する.

目標・習熟度

① FAST の基本アプローチを身につける.
② 液貯留を適確に診断できる.
③ 異常所見から, 迅速に治療 (ドレナージ, 止血術) に移る.
④ Extended FAST により, 気胸を含めた診断治療を習得する.

参考文献

1) 日本外傷学会, 日本救急医学会(監修): 第3章 外傷と循環. 外傷初期診療ガイドライン 改訂第4版. へるす出版, pp45-62, 2012
2) Omar HR, et al: Occult pneumothorax, revisited. J Trauma Manag Outcomes 4: 12, 2010
3) Kirkpatrick AW, et al: Handheld thoracic sonography for detecting post-traumatic pneumothoraces: the extended focused assessment with sonography for trauma (EFAST). J Trauma 57: 288-295, 2004
4) Blaivas M: Inadequate needle thoracostomy rate in the prehospital setting for presumed pneumothorax:an ultrasound study. J Ultrasound Med 29: 1285-1289, 2010
5) Hoff WS, et al: Practice management guidelines for the evaluation of blunt abdominal trauma: the East practice management guidelines work group. J Trauma 53: 602-615, 2002
6) 日本外傷学会, 日本救急医学会(監修): 第1章 初期診療総論. 外傷初期診療ガイドライン 改訂第4版. へるす出版, pp1-25, 2012

2 ショックを診る（RUSH exam）

背景・概要

- 血行動態的に不安定な患者において，Point-of-Care 超音波はベッドサイドでショックの原因を鑑別するのに有用なツールである．
- ショックは血行動態的に以下の 4 つに大別される（表 1）．
  - ①心原性ショック
  - ②循環血液量減少性ショック
  - ③閉塞性（心外閉塞性・拘束性）ショック
  - ④血流分布不均衡性ショック
- この 4 病態を鑑別するために Point-of-Care 超音波を行う．

表1 ショックの病態による分類

病態分類	主な病因
心原性ショック	心筋梗塞，心筋炎，心筋症，不整脈など
循環血液量減少性ショック	出血（消化管出血，外傷など），脱水（嘔吐，下痢など），熱傷など
閉塞性（心外閉塞性・拘束性）ショック	心タンポナーデ，肺血栓塞栓症，大動脈解離，大動脈瘤破裂，緊張性気胸など
血流分布不均衡性ショック	敗血症，アナフィラキシーショック，神経原性（脊髄損傷など），副腎不全など

- RUSH exam のフローチャートを図 1 に示す．異常所見があれば矢印の病態を疑う．カッコ内の数字はプローブを当てる位置を示している．

本領域の Point-of-Care 超音波

RUSH exam：Perera P, et al：The RUSH Exam: Rapid Ultrasound in Shock in the Evaluation of the Critically Ill. Emerg Med Clin N Am 28：29-56, 2010

2 ショックを診る（RUSH exam）

図1　RUSH exam のフローチャート

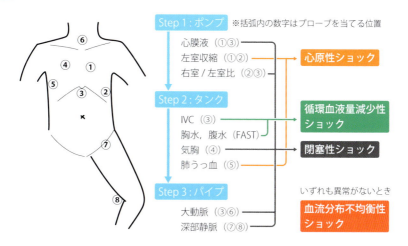

ショックでの Point-of-Care 超音波の実際

- RUSH exam は 3 step にわかれている．
  Step 1：ポンプ（心機能）
  Step 2：タンク（血管容量）
  Step 3：パイプ（血管疾患）
- RUSH exam では胸骨左縁，心窩部から心機能を評価し，心窩部で IVC（下大静脈）を観察する．さらに腹部大動脈，胸水，気胸，深部静脈血栓を観察する．

Basic 1 基本アプローチ

1.1 Step 1：ポンプを見る

- 充分な心拍出ができているかを見る．

1.1.1 心膜液の有無（図2）

- 心臓は心膜腔にあるため，心膜腔の圧力が高くなると心臓は拡張できず，それにより充分な拍出が困難になる．

  どの断面で何を見る？　心窩部から心膜腔の echo free space を見る．

  所見と疾患　心膜液貯留があれば，心タンポナーデ〔閉塞性（拘束性）ショック〕を疑う．

  鑑別疾患　左室の収縮も低下していれば心原性ショックの合併を考える．

図2　心膜液の有無

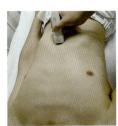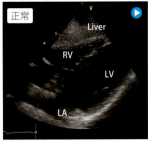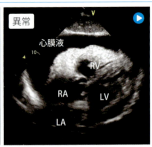

LA：左房，Liver：肝，LV：左室，RA：右房，RV：右室

1.1.2　左室の収縮とサイズを見る（図3）

- 左室の収縮が悪いと，内腔が小さくなくても拍出量が低下するし，内腔が小さいと収縮が良好でも拍出量は低下する．
- どの断面で何を見る？　胸骨左縁長軸断面および短軸断面で左室の収縮と左室のサイズを見る．
- 所見と疾患　左室の収縮が悪ければ心原性ショック，逆に過収縮であればそれ以外のショックを疑う．
- 鑑別疾患　血流分布不均衡性ショックでは初期は過収縮であるが，次第に収縮が低下する．

図3　左室の収縮とサイズ

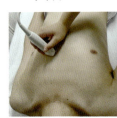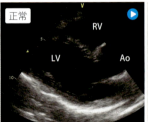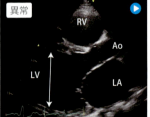

Ao：大動脈，LA：左房，LV：左室，RV：右室

1.1.3　左室と右室の大きさの比を見る（図4）

- どの断面で何を見る？　心尖部四腔断面，もしくは心窩部四腔断面で左室と右室の横径を計測しその比を見る．
- 所見と疾患　右室横径／左室横径が0.9を超える場合は急性肺塞栓（閉塞性ショック）を疑う．
- 鑑別疾患　心房中隔欠損などの先天性シャント性疾患

2 ショックを診る（RUSH exam）

図4 左室と右室の大きさ

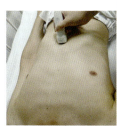
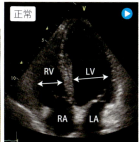
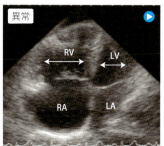

LA：左房，LV：左室，RA：右房，RV：右室

1.2 Step 2：タンクを見る
- 循環を保てるだけの充分な血液循環量があるかどうかを見る．

1.2.1 IVCを見る（図5）
- 血管内のボリュームを確認するためにIVC（下大静脈）を観察する．

▶どの断面で何を見る？　心窩部からIVCを長軸と短軸で，サイズと呼吸性変動の有無を見る．

▶所見と疾患
- IVCが21mm以下で呼吸性変動50％以上であれば右房圧を3mmHgとし，循環血液量減少性ショックもしくは血流分布不均衡性ショックを疑う．
- IVCが21mmより大きく，呼吸性変動が50％未満であれば右房圧を15mmHg，どちらでもない場合は右房圧を8mmHgと推定する．

▶注意点　陽圧換気中は上の指標が当てはまらないことに注意する．

図5 IVC

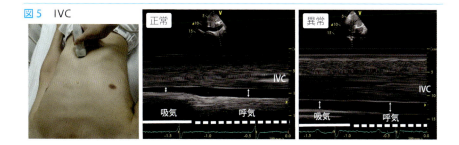

1.2.2 FASTで胸水，腹水を見る
- 「1 外傷を診る（FAST）」（4頁）を参照．

1.2.3 気胸を見る（図6）

- 緊張性気胸では胸腔内圧が上昇することで，静脈還流量が減り，ショック（閉塞性ショック）をきたすことがある．

▶ どの断面で何を見る？　鎖骨中線上第3〜5肋間で肋骨より0.5cm程度深い位置に胸膜のラインが白く見える．この遠位部に肺が見える．これを断層像とMモードで見る．

▶ 所見と疾患

- 正常例では，断層像で白いラインが呼吸とともにスライドする．Mモードでは胸壁は呼吸で動かず横線になり，胸膜より遠位部の肺は呼吸とともに後方に動くため，白くなる．
- 気胸では胸壁の部分は同じだが，肺の動きは空気によって見えないために全体がバーコードのように横線になる（Barcodeサイン）．

図6　気胸

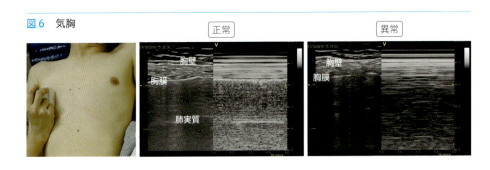

1.2.4 肺水腫を見る（図7）

- ボリュームオーバーの際や心原性ショックには肺水腫を合併することが多い．

▶ どの断面で何を見る？　第2〜5肋間で前側胸部を見る．胸膜の白い線から遠位部に放射線上に伸びるライン（B lineもしくはcometサイン）を観察する．

▶ 注意点　正常でも胸膜から数cmは放射線上に伸びるラインを観察することがある．肺水腫のB lineはより遠位端まで伸びている．

図7　肺水腫

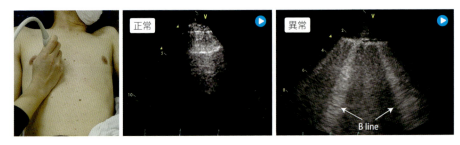

1.3 Step 3：パイプを見る

- 血管から血液が漏れだしていないか，血管が閉塞していないかを見る．

1.3.1 大動脈瘤の破裂・大動脈解離（図 8）

▶どの断面で何を見る？　心窩部から臍部付近まで腹部大動脈をみる．胸骨上窩，胸骨左縁から胸部大動脈を見る．

▶所見と疾患
- 血管径が拡大（通常は 5 cm 以上）している場合は破裂を疑う．
- flap を認めれば偽腔開存型解離，血管壁が厚く観察される場合は偽腔閉塞型解離を疑う．

▶鑑別疾患　動脈硬化が進行している場合も血管壁が厚く観察されるので注意が必要である．

図 8　大動脈瘤の破裂・大動脈解離

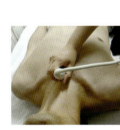
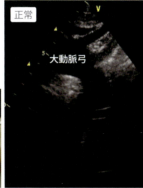
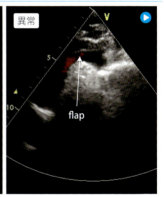

1.3.2 深部静脈血栓症（図 9）

- 肺塞栓症の塞栓源の多くは深部静脈血栓である．

▶どの断面で何を見る？　まず鼠径部の総大腿静脈を見る．次に膝裏の膝窩静脈，ひらめ静脈の拡大の有無を観察する．

▶所見と疾患　深部静脈血栓症であれば血管内に血栓が確認される．プローブによる圧迫も有用である．

▶注意点　新鮮血栓の場合は輝度が低く，B モードだけでは観察できない場合があるためカラードプラを併用する．

図9 深部静脈血栓症

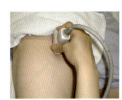
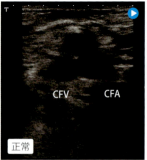
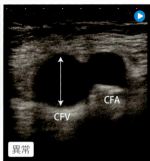

正常　　　異常

CFA：総大腿動脈，CFV：総大腿静脈

Advanced 2　応用アプローチ

基本アプローチにてそれぞれのショックの原因が疑われた場合は，追加の検査を行い確定診断を行うが，他の検査がすぐに実施できない場合は，以下のアプローチで精査を行う．また，同時に治療を開始する．

2.1　心原性ショック

▶追加の検査　心臓カテーテル検査（冠動脈造影や右心カテーテル検査）
▶治療　冠動脈血行再建術，補助循環（IABP, PCPS），カテコラミン投与など

2.1.1　心拍出量を推定する（図10）

- ポンプ機能を規定する要素の一つである心拍出量を，心エコーの指標を用いて測定する．
- 胸骨左縁長軸断面で左室流出路の径（D）を測定し，心尖部長軸断面で左室流出路にサンプルポイントを置き，パルスドプラで時間速度積分値（VTI）を測定し，以下の計算式で求める．

$$\text{心拍出量} = 1\text{回拍出量} \times \text{心拍数} = (D/2)^2 \times \pi \times \text{VTI}$$

D：左室流出路径，VTI：左室流出路での時間速度積分値

2.1.2　心原性ショックの鑑別をする（表2）

- 心原性ショックにも様々な原因がある．エコー所見をヒントに鑑別を行う．

図10 心拍出量の推定

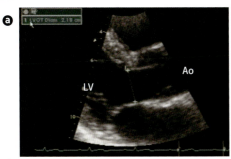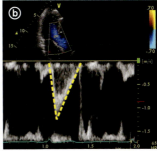

ⓐ 胸骨左縁長軸断面で左室流出路の径を測定する.
ⓑ 心尖部長軸断面で，左室流出路にサンプルポイントを置き，パルスドプラでVTIを測定する.

Ao：大動脈，LV：左室

表2 心原性ショックの鑑別

疾患		エコー所見
心筋梗塞	ポンプ失調	広範囲な壁運動異常
	切迫破裂	心膜液貯留
	心室中隔穿孔	左室→右室短絡血流
	乳頭筋断裂による僧帽弁逆流	僧帽弁逸脱と高度の僧帽弁逆流
急性心筋炎		広範囲な壁運動異常
たこつぼ型心筋症		心基部の過収縮と心尖部の壁運動低下
左室流出路狭窄		左室流出路での加速血流
外傷		多量の弁逆流や心膜液貯留など

2.2 循環血液量減少性ショック

▶追加の検査　単純または造影CT，内視鏡検査
▶治療　　　　大量輸液，輸血，緊急手術

2.3 閉塞性（心外閉塞性・拘束性）ショック

▶追加の検査　胸部X線，造影または単純CT
▶治療　　　　心タンポナーデの場合は心嚢ドレナージ，緊張性気胸の場合は胸腔穿刺，肺水腫の場合は酸素投与，人工呼吸器管理

- 「心膜液貯留＝心タンポナーデ」ではない．緩徐に心膜液が溜まった場合にはたとえ多量に溜まっていても心タンポナーデにはならない．逆に少量であっても心筋梗塞のように急激に溜まれば心タンポナーデを起こす．
- 心エコーでは右室の虚脱があるかどうかを見る（図11）．

図11 右室の虚脱

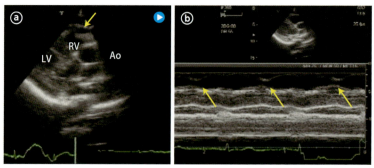

ⓐ 胸骨左縁長軸断面．拡張早期に右室が虚脱している．
ⓑ Mモードで観察すると時相の関係がわかりやすくなる（矢印は拡張早期の右室の虚脱）．

Ao：大動脈，LV：左室，RV：右室

2.4 血流分布不均衡性ショック

▶追加の検査　血液培養，単純もしくは造影 CT
▶治療　急速輸液，ノルエピネフリン投与，抗生剤投与

- 最も多い原因は敗血症である．敗血症の原因として感染性心内膜炎を鑑別する．疣贅を探す．
- 経胸壁心エコーは疣贅の検出率はそれほど高くないため，疑わしい場合は経食道心エコーを行う（図12）．

図12 疣贅

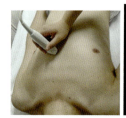
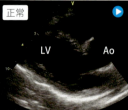
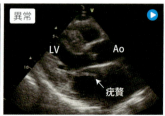

Ao：大動脈，LV：左室

目標・習熟度

- RUSH exam を10分以内に実施できるようになる．

Memo

3 胸痛を診る（EASY screening）

背景・概要

- 胸痛では，以下の 4 疾患が Killer Chest Pain として，重篤な疾患であり，見落としが問題となることがあるため，Point-of-Care 超音波でスクリーニングする.
  - ①急性大動脈解離
  - ②肺塞栓症
  - ③急性冠症候群
  - ④緊張性気胸
- 背部痛，胸部違和感，呼吸困難のこともあるが，胸背部症状であれば，本スクリーニング施行が望ましい.

本領域の Point-of-Care 超音波

FATE：
Jensen MB, et al：Transthoracic echocardiography for cardiopulmonary monitoring in intensive care. Eur J Anaesthsiol 21：700–707, 2004
Breitkreutz R, et al：Focused echocardiographic evaluation in resuscitation management: concept of an advanced life support-conformed algorithm. Crit Care Med 35：S150–S161, 2007

FoCUS：Via G, et al：International evidence-based recommendations focused cardiac ultrasound. J Am Soc Echocardiogra 27：683.e1–683.e33, 2014

EASY screening：Nishigami K：Point-of-care echocardiography for aortic dissection, pulmonary embolism and acute coronary syndrome in patients with killer chest pain: EASY screening focused on the assessment of effusion, aorta, ventricular size and shape and ventricular asynergy. J Echocardiogr 13：141–144, 2015

肺エコー：Lichtenstein DA, Menu Y：A bedside ultrasound sign ruling out pneumothorax in the critically ill. Lung sliding. Chest 108：1345-1348, 1995

胸痛での Point-of-Care 超音波の実際

- EASY screening とは，心エコー領域の Point-of-Care 超音波である FATE と FoCUS をもとに，循環器系の 3 Killer Chest Pain（大動脈解離，肺塞栓症，急性冠

3 胸痛を診る（EASY screening）

症候群）を簡便にスクリーニングする Point-of-Care 超音波である．残りの Killer Chest Pain である緊張性気胸については肺エコーの BLUE をもとに紹介する．
- FATE，FoCUS，BLUE の詳細については各文献を参照されたい．

Basic 1 基本アプローチ

胸骨縁左室長軸断面と短軸断面で以下をチェック（図 1）．
▸ 急性大動脈解離
▸ 肺塞栓症
▸ 急性冠症候群
▸ 緊張性気胸

図 1　EASY screening のフローチャート

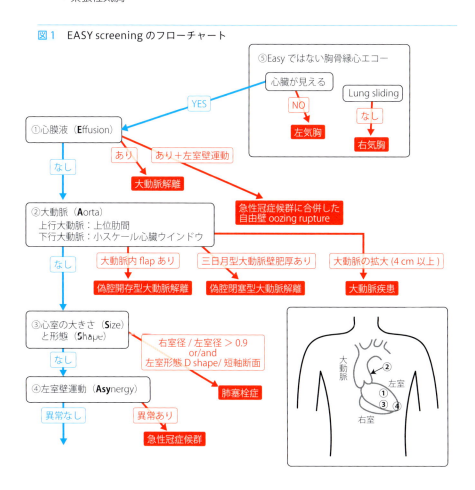

1.1 Effusion：心膜液の有無（図2）

▶ **どの断面で何を見る？** 　心窩部または左胸壁から，心膜腔の echo free space（図2矢印）を見る．

▶ **所見と疾患** 　心膜液貯留があれば，大動脈解離をまず疑う．左室壁運動があれば，急性冠症候群に合併した自由壁 oozing rupture（blow out rupture では検査する時間なし）を疑う．

▶ **鑑別疾患** 　心膜（心筋）炎

図2　心膜液の有無

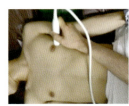
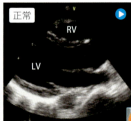
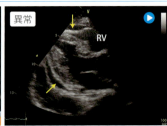

LV：左室，RV：右室

1.2 Aorta：大動脈の確認（図3）

▶ **どの断面で何を見る？**
- 胸骨縁上位肋間から左室長軸断面で，上行大動脈を見る．
- 胸骨縁左室長軸，胸骨縁左室短軸断面で，スケールを小さくし，左房後面の下行大動脈を見る．

▶ **所見と疾患**
- 大動脈の拡大（4 cm 以上，図3矢印）があったら，大動脈疾患を疑う．
- 大動脈内 flap があれば，偽腔開存型大動脈解離を疑う．
- 三日月型大動脈壁肥厚があれば，偽腔閉塞型大動脈解離を疑う．

図3　大動脈の確認

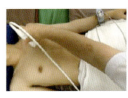
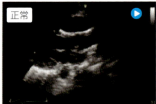
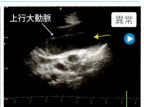
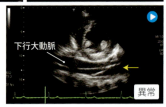

1.3 Size & Shape：肺塞栓の鑑別

▶どの断面で何を見る？

- 胸骨縁左室長軸断面で，右心室の大きさを見る（図4）．
- 胸骨縁左室短軸断面で，左室の形態を見る（図5）．
- 大腿静脈と膝窩静脈の深部静脈血栓（4点圧迫法）を見る．

図4 右心室の大きさ

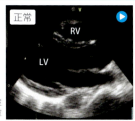
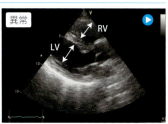

LV：左室
RV：右室

図5 左室の形態

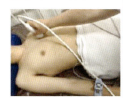
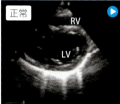
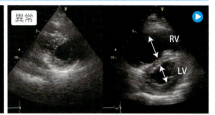

LV：左室，RV：右室

▶所見と疾患　次の❶または／かつ❷のときは肺塞栓症を疑う．
　❶右心室の拡大：右室径と左室径の比が0.9を超える．
　❷心室中隔が左室側に偏位（直線化）し，左室の形態がD shape．

1.4 Asynergy：左室壁運動のチェック

▶どの断面で何を見る？

- 左室長軸断面と短軸断面で左室壁運動を見る．
  ▶ 左室長軸断面で，前壁中隔から心尖部を見る．
  ▶ 左室長軸断面で，後壁（乳頭筋レベル）を見る．
  ▶ 胸骨縁左室短軸基部レベルで，下壁を見る．

▶所見と疾患

- 壁運動異常がある場合は，急性冠症候群を疑う（図6）．
  ▶ 前壁中隔〜心尖部の壁運動異常があれば，前下行枝病変を疑う（図6 ❶）．
  ▶ 後壁の壁運動異常があれば，左回旋枝病変を疑う（図6 ❷）．
  ▶ 下壁の壁運動異常があれば，右冠動脈病変を疑う（図6 ❸）．
  ▶ 下壁以外の広範囲の壁運動異常では左冠動脈主幹部病変を疑う（図6 ❹）．

図6 壁運動異常（黄色矢印）

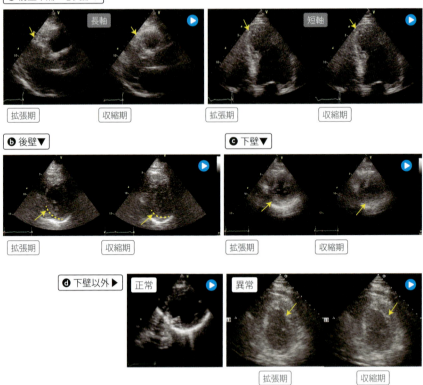

1.5 Non EASY：胸骨左縁から心臓が見えない

▶どの断面で何を見る？　胸骨左縁から心臓を見る（図7）．

▶所見と疾患

- 心臓が見えない場合，左気胸を疑う．
- Lung sliding の有無で右気胸も併せて評価する．Lung sliding なし→気胸．

図7 心臓

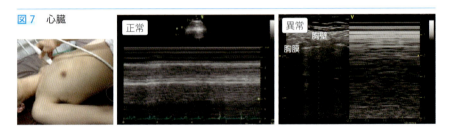

3 胸痛を診る（EASY screening）

Point EASY screening と覚える
- Effusion → **E**ASY
- Aorta → **A**ASY
- Size & Shape → E**A**SY
- Asynergy → E**A**SY

2 応用アプローチ

基本アプローチにて疑われた疾患があれば，通常，下記の追加の検査により確定診断を行うが，他の検査がすぐに実施できない場合は以下のアプローチで精査する．また，同時に治療を開始する．

2.1 急性大動脈解離

追加の検査 単純 CT および造影 CT

治療 血圧コントロール（収縮期血圧 120 mmHg 以下：ニカルジピン等 Ca 拮抗剤，ニトログリセリンの持続静注），心拍数コントロール（インデラル等のβ遮断薬の静注）

2.1.1 広範囲の大動脈評価

- 胸骨上アプローチで，大動脈弓部〜下行大動脈と弓部 3 枝血管を評価する（図 8）．

図 8 大動脈弓部〜下行大動脈と弓部 3 枝血管

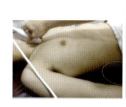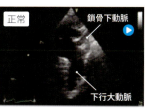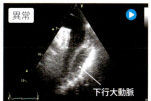

- 腹部アプローチで，腹部大動脈〜腸骨動脈と腹部分枝血管を評価する（図 9）．

図 9 腹部大動脈〜腸骨動脈と腹部分枝血管

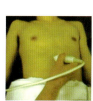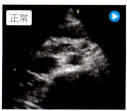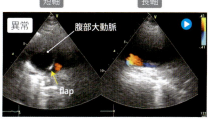

:≡ Memo　大動脈エコーの 4S アプローチ

Nishigami K：Simultaneous examination of the aorta in echocardiography of patients with coronary artery disease. J Echocardiogr 8：150–151, 2010
① Supra-costal view：上位肋間アプローチ（上行大動脈を観察）
② Small scale view：小スケールアプローチ（心臓をウインドウに下行大動脈を観察）
③ Subxiphoid-abdominal view：心窩部腹部アプローチ（腹部大動脈を観察）
④ Supra-sternal view：胸骨上アプローチ（弓部大動脈を観察）

2.1.2　エントリーの評価

- 偽腔の有無をチェックする．
- 右胸壁アプローチで，上行大動脈右前面に注目（図 10）．

図 10　上行大動脈右前面

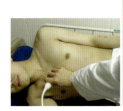
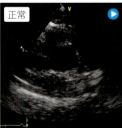
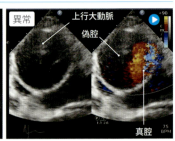

- 胸骨上アプローチで，左鎖骨下動脈分岐直後のエントリーに注目（図 11）．

図 11　左鎖骨下動脈分岐直後のエントリー

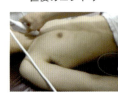
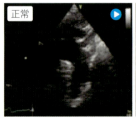
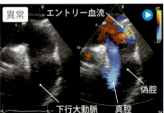

- 腹部大動脈のエントリー（図 12）．

3 胸痛を診る（EASY screening）

図12 腹部大動脈のエントリー

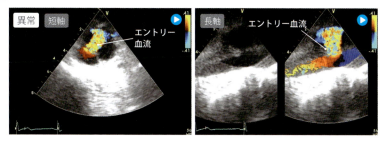

2.1.3 合併症の評価
- **冠動脈**：大動脈基部の短軸断面で，冠動脈への解離（flapまたは閉塞型）進展（図13）．

図13 冠動脈

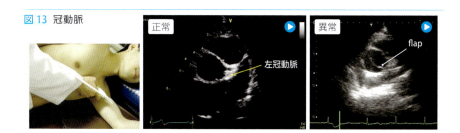

- **大動脈弁**：大動脈弁の短軸断面と左室長軸断面で，偏位した大動脈弁逆流ジェット（図14）．

図14 大動脈弁

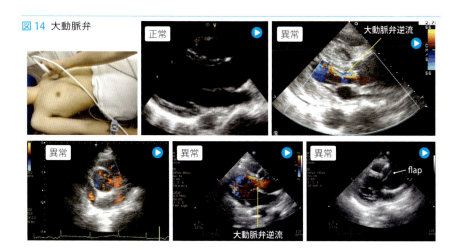

- **頸動脈**：頸動脈の短軸断面と長軸断面で，解離（flap または閉塞型）進展の有無（図 15）.

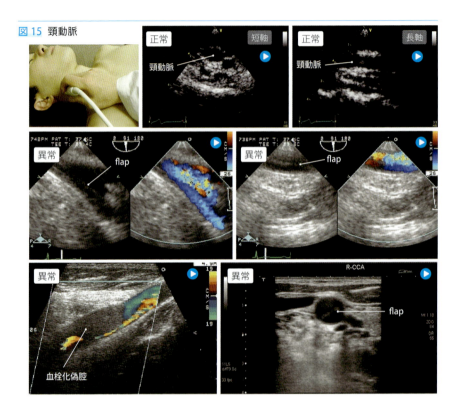

図 15 頸動脈

2.2 肺塞栓症

追加の検査 造影CT（確定診断），D-dimer（スクリーニング），BNP（重症度評価：右心負荷），トロポニン（重症度評価：心筋傷害）

治療 酸素投与，未分画ヘパリン5000単位静注

- **右室の壁運動低下**：心尖部四腔断面で，右室自由壁の壁運動低下（MaConnellサイン）を確認する（図16 黄色矢印）．

図16 右室の壁運動低下

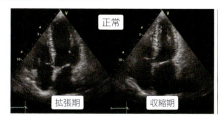
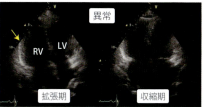

LV：左室，RV：右室

- **右心系内の血栓**：心尖部四腔断面または右心系二腔断面で，右心系内の可動性血栓の有無を評価する（図17）．

図17 右心系内の血栓

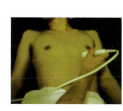
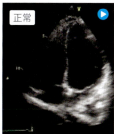
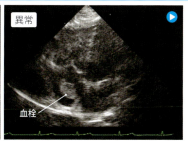

- **推定右房圧**：肋骨弓下の下大静脈像で，下大静脈の形状から算出する．
- **推定収縮期肺動脈圧**：心尖部四腔断面または右心系二腔断面で，三尖弁逆流の流速による圧較差と推定右房圧により算出する．
- **推定拡張期肺動脈圧**：大動脈弁レベルの左室短軸断面で，肺動脈弁逆流の流速による圧較差と推定右房圧により算出する．
- **深部静脈血栓症**：圧迫法にて，左右の大腿静脈と膝窩静脈の評価を行う（2点法）．可能であれば，下大静脈，腸骨静脈，下腿静脈も評価する．

2.3 急性冠症候群

▶追加の検査 心電図,心筋逸脱酵素(トロポニン,CK 等),カテーテル検査
▶治療 酸素投与,アスピリン,抗血小板剤,ニトログリセリン,未分画ヘパリン,カテーテル治療

- **壁運動評価**:FATE/FoCUS を用いて左室および右室の全体的な壁運動を評価する.
- **収縮機能**:心尖部四腔断面と二腔断面から,modified Simpson 法にて左室駆出率(ejection fraction)の算出.
  [Tip] 左室拡張期径と収縮期径から求めた fractioning short(FS)を 2 倍した値は visual EF に近い.
- **拡張機能**:僧帽弁流入血流のパルスドプラ波形により E/A,左室基部の組織ドプラから e',肺静脈圧の指標となる E/e'.
- **心室中隔穿孔**:聴診後,カラードプラを用いて前壁梗塞では心尖部を,下壁梗塞では心基部を中心に観察する(図 18).

図 18 心室中隔穿孔

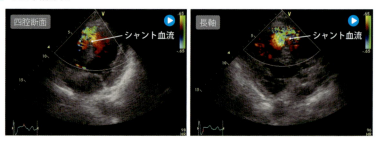

- **僧帽弁逆流**:重症度を評価し,機能性逆流(tethering 等)の機序を検討する.まれに乳頭筋断裂あるが,通常,高度の心不全でショック状態に陥っている.
- **左室内血栓**:梗塞部に付着する血栓(図 19).
- **心膜下心室瘤**:梗塞部の心膜に接する憩室様瘤(図 20).

図 19 左室内血栓

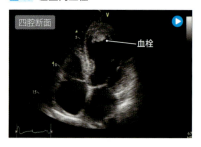

図 20 心膜下心室瘤

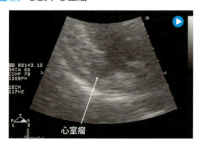

2.4 緊張性気胸

> **追加の検査**　胸部 X 線（臥位では中等度以下の気胸は検出されないことに注意)，単純 CT
> **治療**　胸腔ドレナージ

- Lung sliding の消失（図 21）：呼吸による肺の sliding
- Lung pulse の消失（図 22）：心拍動による胸膜の動き
- Seashore サインの消失：M モードでは砂浜のように正常で観察されるが，気胸では単純な線となる．

図 21　Lung sliding の消失　　　　**図 22　Lung pulse の消失**

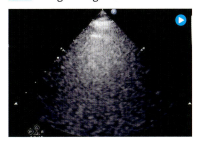 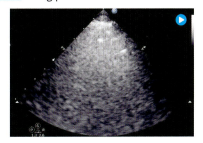

特記事項

- 胸痛で，診断の見落としや遅れが問題となりやすい疾患は次の 4 killer diseases である．
  ① 急性大動脈解離
  ② 肺塞栓症
  ③ 急性冠症候群
  ④ 緊張性気胸
- これらの疾患を Point-of-Care 超音波で手早く除外することが大切である．
- EASY screening をまず行い，追加の検査を施行する．追加検査がすぐにできない場合は異常があれば応用アプローチを行い，治療や転送につなげる．

目標・習熟度

- EASY screening を 3 分以内に実施できるようになる．

4 手技に超音波を活かす
① 内頸静脈穿刺

背景・概要

- 内頸静脈穿刺は，以前はランドマーク法などの盲目的方法で行われることが一般的であったが，以下に挙げるような利点から近年では超音波ガイド下穿刺が広く普及しつつある．
    ‣ 動静脈の位置関係による穿刺困難解消
    ‣ 穿刺に伴う合併症発生率減少
- 救急外来や集中治療室において急変時対応のために中心静脈ラインが必要になる場合には，より迅速でかつ安全確実な手技が求められるため，超音波ガイド下穿刺の有用性は特に高いと思われる．

適応

- 急速輸液静注
- 薬物投与
- 中心静脈圧モニタリング
- 肺動脈カテーテル挿入
- 経静脈的心臓ペーシングワイヤー挿入
- 一時的血液透析
- 空気塞栓の吸引

穿刺時に特別な注意が必要な症例

- 頸動脈疾患や頸動脈手術の既往
- 上大静脈閉塞
- 頸部の著しい外傷
- 凝固障害患者
- 頸部の放射線治療の既往
- 穿刺部位の静脈血栓
- 線溶療法
- 血小板減少症状

解剖

- 内頸静脈は頸静脈孔から始まり，頸部の皮下から浅い部位を気管とほぼ平行に下行して胸鎖関節後方で鎖骨下静脈と合流して終わる．
- この際，鎖骨下動脈誤穿刺を起こさないためにも，内頸静脈が鎖骨に近づくにつれて内側に曲がって走行するということは頭に入れておかねばならない（図1）．

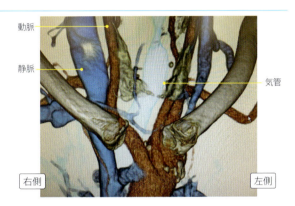

図1　内頸静脈の位置と走行
内頸静脈は気管とほぼ平行に走行するが，鎖骨に近づくにつれて内側に曲がって走行することに注意する．

- 内頸静脈の両端の上方と下方には弁があり，下方の頸静脈弁は二尖弁で，血流を心臓の方へ導く．
- 左内頸静脈は胸管の前方に位置しており，胸管損傷のリスクがある．

手順：右内頸静脈穿刺の場合

1. 頭部を左に向けて頭低位とする．
2. 消毒前に必ずプレスキャンを行う（図2）．

図2

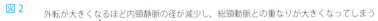
外転が大きくなるほど内頸静脈の径が減少し，総頸動脈との重なりが大きくなってしまう

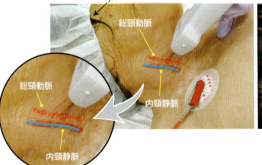
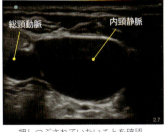
押しつぶされていないことを確認

➡次頁へつづく

❸ 消毒,清潔ドレープ,エコープローブカバーを準備する(図3).

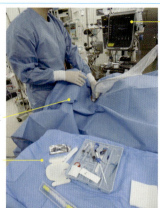

図3
超音波画面
適度な頭低位
CVキット

❹ 内頸静脈穿刺(図4)

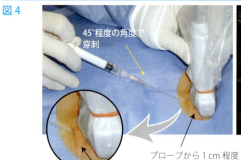
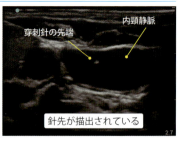

図4
45°程度の角度で穿刺
プローブから1cm程度離れた箇所から穿刺
穿刺針の先端
内頸静脈
針先が描出されている

❺ ガイドワイヤーを留置し,ダイレーション(図5)

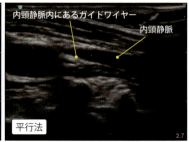

図5
内頸静脈内にあるガイドワイヤー
内頸静脈
交差法
平行法
ガイドワイヤーが描出されている

❻ 中心静脈ライン留置

注意点

- エコープローブによる圧迫が強すぎると，内頸静脈が潰れてしまう（図6）．
- ダイレーターは血管を突き破る恐れがあるので，深く挿入しすぎない（図7）．

図6　エコープローブによる圧迫

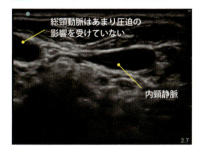

図7　ダイレーター

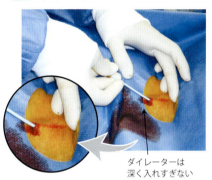

- 留置後は胸部X線写真にて合併症の有無やカテーテル先端位置の確認を行う．
  - 理想的なカテーテル先端位置については色々な説があるが，鎖骨下縁よりも尾側で第3肋間や腰椎4/5間，奇静脈，気管分岐部もしくは右主気管支の基部より頭側かつ，血管壁と平行になっているのが理想である．
  - 気管分岐部は通常では上大静脈の心膜翻転部より頭側に存在するため，カテーテル先端は常にこの頭側にあることが望ましい（図8ではzone Bにあたる）．

図8　カテーテル先端位置の確認（文献9を参考に作成）

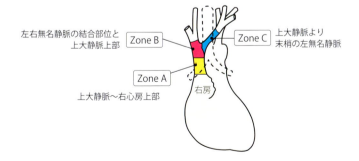

合併症

- 動脈誤穿刺（頸動脈，椎骨動脈）
  - 発生率：2〜8%
  - 血行動態や気道のモニタリングを行いながら，穿刺部を15分以上しっかり圧迫する．
  - 動脈誤穿刺から気道損傷に至る可能性もある．
  - 血腫による気道閉塞の可能性もあるため，挿管が必要になることもある．
  - 圧迫止血は鎖骨下静脈穿刺時に比べると容易である．
- 気胸：発生頻度は0.1〜0.2%未満．穿刺部位が低位の場合，起こりやすい．
- 神経損傷
  - 頻度は極めて低く，致死的となることも稀だが，横隔神経損傷による呼吸機能障害や腕神経叢損傷，迷走神経損傷，副神経損傷，舌下神経損傷，星状神経節損傷を起こす可能性がある．
  - 予防策は立て難いが，これらの神経学的合併症の存在を常に頭に入れておき，発生初期に速やかに適切な対応をとることが重要である．
- 不整脈：穿刺時，ガイドワイヤーを心臓内に到達するほど挿入してしまうと，それが刺激となって不整脈を誘発しうる．
- 静脈空気塞栓
  - 特に自発呼吸下で静脈系が大気に開通しているとき，開通吸気時の陰圧によって起こる．
  - 卵円孔開存患者では奇異性空気塞栓を起こしうる．
- 感染
  - 静脈カテーテルによる感染は，日常診療においても遭遇すると思われる．
  - 過去の報告によれば，集中治療室におけるカテーテル関連血流感染の発生率は5.3%と言われており，感染を起こしてしまうと死亡率は12〜25%も増加するとも言われている．
  - 予防策としては，必要のないカテーテルはすぐに抜去するということが重要である．
  - PICCの感染率は一般的な中心静脈カテーテルの半分以下であるとの報告もあるので，有用な代替手段となりうるかもしれない．
- 血胸
- 乳び胸
- 縦隔血腫
- 静脈内血栓

Point
- 穿刺部位を超音波で十分吟味する．
- エコープローブの操作はゆっくりと行い，常に針先を画面上に描出するよう心がける．
- 内頸静脈の背側や尾側には動脈が密集しており，合併症予防のためにできるだけ静脈を貫通させない．

参考文献

1) Karim A：麻酔科医のおはこ：内頸静脈．中田善規，他(監訳)：麻酔の達人―実践麻酔手技免許皆伝―．メディカル・サイエンス・インターナショナル，pp11-19, 2009
2) 徳嶺譲芳，他：超音波ガイド下血管穿刺 ①超音波ガイド下血管穿刺(内頸，鎖骨下，大腿)の実際．日臨麻会誌 33：455-460, 2013
3) Latto IP, et al：The internal jugular vein.Percutaneous Central Venous and Atrial Catheterization, 3rd ed. WB Saunders, pp135-195, 2000
4) 讚井將満，他：感染症を克服する：基礎編．中心静脈カテーテル関連血流感染の予防と治療：麻酔科医としてできること．LiSA 15：864-870, 2008
5) O'Grady NP, et al：Guidelines for the prevention of intravascular catheter-related infection. Clin Infec Dis 35：1281-1307, 2002
6) Maki DG, et al：The risk of bloodstream infection in adults with different intravascular devices: a systematic review of 200 published prospective studies. Mayo Clin Proc 81：1159-1171, 2006
7) McGee DC, et al：Preventing complications of central venous catheterization. N Engl J Med 348：1123-1133, 2003
8) 日本麻酔科学会・安全委員会 麻酔手技における事故防止対策調査ワーキンググループ：安全な中心静脈カテーテル挿入・管理のための手引き 2009. pp1-10, 2009
9) Stonelake PA, Bodenham AR：The carina as a radiological landmark for central venous catheter tip position. Br J Anaesth 96：335-340, 2006
10) Lieberman JA, et al：Optimal head rotation for internal jugular vein cannulation when relying on external landmarks. Anesth Analg 99：982-988, 2004

4 ❷ 手技に超音波を活かす
橈骨動脈穿刺

背景・概要

- 動脈ラインの確保部位としては，橈骨動脈や足背動脈などが挙げられる．
- 最も一般的な部位は橈骨動脈である．
- 多くの場合は触知法で行われていると思うが，最近では超音波ガイド下に行う手技も注目を集めている．
- 米国心エコー図学会（ASE）/ 米国心臓血管外科麻酔学会（SCA）の ultrasound-guided vascular cannulation のガイドラインにも，触知法に比べて超音波を用いた方が初回成功率が改善するという旨が記載されている．
- 筆者としても本方法は，特に触知法で確保困難な症例や小児症例に対して有効であると思われる．

適応

- 循環動態が不安定で 1 心拍毎にモニタリングが必要な症例
- 頻回の動脈血ガス採血が必要な症例
- 縦隔鏡検査中の脳血流評価（右橈骨動脈に確保）

注意すべき症例

- Raynaud 症候群などの手の動脈機能不全
- CABG 術後で橈骨動脈採取後
- 手根管症候群術後
- 重症関節炎

解剖

- 前腕近位部では円回内筋と腕橈骨筋の間を走行するが，遠位になるにつれて浅層を走行するようになり，腕橈骨筋の腱と橈側手根屈筋の間を走行した後に手背に達する．
- 手関節の近くでは橈骨遠位端の上に位置し，そこでは皮膚と筋膜だけに覆われている．

4 手技に超音波を活かす ②橈骨動脈穿刺

- 橈骨動脈の直径はわずか 2〜3 mm 程度である．

手順

❶ 対象側の手を背屈し，手枕を下に添えた状態でテープで軽く固定する（図1）．

図1

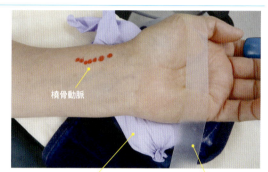

手枕を入れて手掌を背屈すると手技を行いやすくなる

テープなどで軽く手掌を固定する

❷ 穿刺前に超音波で穿刺部位を吟味する（交差法：図2，平行法：図3）

図2　交差法

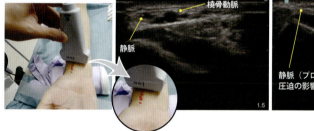
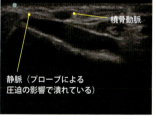

図3　平行法

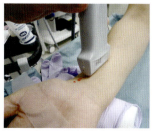
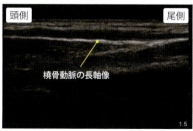

➡次頁へつづく

❸ 覚醒下で穿刺する場合は血管 spasm 予防のためにも十分に局所麻酔を行う．
❹ 超音波ガイド下に穿刺（交差法：図 4，平行法：図 5）．

図 4
交差法

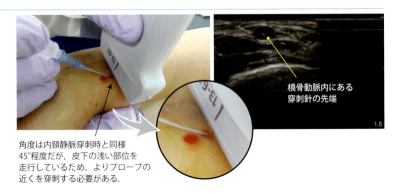

角度は内頸静脈穿刺時と同様 45°程度だが，皮下の浅い部位を走行しているため，よりプローブの近くを穿刺する必要がある．

図 5
平行法

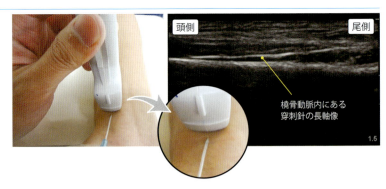

❺ ライン留置

注意点

- 橈骨動脈は非常に浅い部位を走行しているので，超音波の depth を浅く設定しておく．
- 同様の理由から，穿刺部位はエコープローブにかなり近づくことになる．
- 交差法と平行法の優劣については結論が出ていないが，施行者の好みや慣れの影響が大きい．

合併症

- 血腫，出血
- 感染：敗血症に至ったものや局所感染のみのものを総合すると1%程度の発生率．
- 一過性動脈閉塞：重大な合併症ではないが，発生率は20%程度とも言われている．
- 仮性瘤：重大な合併症の1つ．発生率は0.09%程度．
- 虚血：稀ではあるが最も恐るべき合併症．Allen testはスクリーニングとしては不十分である．
- 塞栓症：過度のラインフラッシュは空気を脳まで押し上げて，脳空気塞栓を起こしうる．

Point
- 動脈径は細いが，穿刺の基本は内頸静脈穿刺と同じ．
- 拍動の最強点と動脈の位置は一致するとは限らないことを忘れてはいけない．

参考文献

1) Troianos CA, et al：Special articles: guidelines for performing ultrasound guided vascular cannulation: recommendations of the American Society of Echocardiography and the Society of Cardiovascular Anesthesiologists. Anesth Analg 114：46-72, 2012
2) Marks R, et al：1心拍ごとの蛇口：橈骨動脈ライン．中田善規，他（監訳）：麻酔の達人—実践麻酔手技免許皆伝—．メディカル・サイエンス・インターナショナル，pp45-51, 2009
3) 佐藤敬太："上手い"動脈ラインの確保．特集 私のコツ教えます．LiSA 22：596-597, 2015
4) 枝長充隆，他：超音波ガイド下橈骨動脈穿刺の有用性—脈拍触知法との比較検討—．麻酔 61：221-224, 2012
5) Quan Z, at el：Modified short-axis out-of-plane ultrasound versus conventional long-axis in-plane ultrasound to guide radial artery cannulation: a randomized controlled trial. Anesth Analg 119：163-169, 2014
6) Berk D, et al：Ultrasound-guided radial arterial cannulation: long-axis/in-plane versus short axis/out-of-plane approaches? J Clin Monit Comput 27：319-324, 2013
7) Scheer BV, et al：Clinical review: Complications and risk factors of peripheral arterial catheters used for haemodynamic monitoring in anaesthesia and intensive care medicine. Critical Care 6：198-204, 2002

4 ③ 手技に超音波を活かす
大腿動静脈穿刺

背景・概要

- 手術室や集中治療室において中心静脈カテーテルを挿入する場合，先述の内頸静脈などが選択されることが多い．
- 頭頸部手術や頸部外傷などにより内頸静脈穿刺が不適切な症例では，感染率などの問題はあるが大腿静脈が選択されることがある．
- 大腿動脈は動脈採血部位や動脈圧ライン挿入部位としてや，心臓血管カテーテル治療や心肺補助装置の挿入にも使用される．
- これらの手技は今までは盲目的に行われることが多かったと思われるが，大腿動静脈の位置関係は一定ではなく，出血などの合併症減少目的にも超音波ガイド下での施行が望まれる．
- 本セクションでは，主に大腿静脈における中心静脈ライン留置について解説する．

注意すべき症例

- 閉塞性動脈硬化症
- 局所放射線療法の既往
- 穿刺部位の感染
- 静脈内血栓

解剖

- 大腿動脈は外腸骨動脈から分岐し，恥骨結節と上前腸骨棘を結ぶ鼡径靭帯のほぼ中央を走行し，深大腿動脈を分枝する（図 1 ⓐ）．
- 鼡径靭帯付近では内側から外側に向かって順に，大腿静脈，大腿動脈，大腿神経と並んで走行するが，末梢に行くにしたがって大腿静脈は大腿動脈の下方をくぐって外・下側を走行して細くなっていく．
- 程度の違いはあるが，浅大腿動脈は大腿静脈にほぼ 100% の確率でオーバーラップしているとの報告もある（図 1 ⓑ）．

4 手技に超音波を活かす ③大腿動静脈穿刺

図1 大腿動脈の分岐と大腿動静脈の位置関係（ⓑ：文献3を参考に作成）

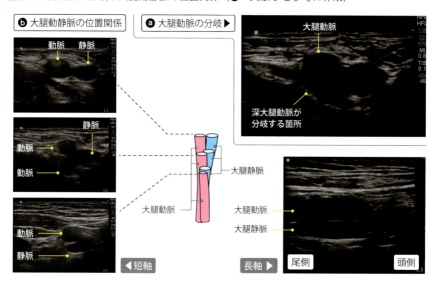

手順（静脈穿刺）

❶ 消毒前に血管を描出（交差法：図2，平行法：図3）

図2 交差法

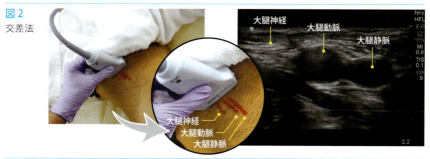

図3 平行法

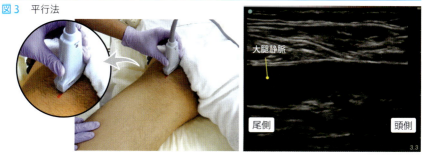

➡次頁へつづく

❷ 消毒
❸ 穿刺（穿刺直前のプローブと針先の位置関係：図 4）

図 4

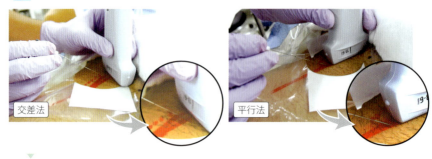

❹ カテーテル留置

注意点

- 合併症回避のためにも，穿刺部位は鼠径溝より 2 cm 程度尾側がよいとされている．
- 静脈穿刺時の動脈誤穿刺や血腫発生率は，内頸静脈や鎖骨下静脈穿刺時に比べて高い．
- プローブによる圧迫が強すぎると大腿静脈が潰れてしまう（図 5）．

図 5　プローブによる圧迫

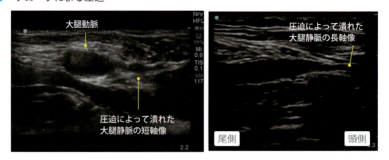

合併症

- 虚血（特に動脈穿刺時）：動脈カニュレーション時の発生率は 0.18% 程度との報告あり．

- 動静脈瘻（特に動脈穿刺時）：カテーテル検査時の穿刺における発生率は0.85%程度との報告あり．
- 仮性動脈瘤（特に動脈穿刺時）：動脈カニュレーションにおける発生率は0.3%程度との報告あり．
- 血腫，出血：血腫発生率は4%程度との報告あり．
- 感染：
  ‣ 鼠径部からの中心静脈ライン留置は他の部位に比べて感染率が高く，感染までの期間が短いことが報告されている．これは会陰部に近いことや発汗量が多いこと，陰毛の存在などが原因と考えられる．
  ‣ 過去には感染率を減少させるために皮下トンネルを作成する方法なども報告されている．
- 腹腔内穿刺：穿刺部位が鼠径靭帯よりも中枢側の場合に起こしやすい．
- 静脈内血栓

Point
- 大腿動静脈の位置関係は部位によって変化する．
- 動脈と静脈はほぼ確実にオーバーラップしていると考える．
- 大腿静脈からの中心静脈ラインは他の部位に比べて感染しやすい．

参考文献

1) 木原真一，他：エコーガイド下大腿静脈穿刺による中心静脈カテーテル留置法の検討．日臨麻会誌 19：36-41, 1999
2) 下出典子：血液ガスがなかなかとれない…大腿をブスブスささずにエコーで見よう．レジデントノート 14：1324-1329, 2012
3) Hughes P, et al：Ultrasonography of the femoral vessels in the groin: implications for vascular access. Anaesthesia 55：1198-1202, 2000
4) Harden JL, et al：Femoral catheters increase risk of infection in total parenteral nutrian patients. Nutr Clin Pract J 10：60-66, 1995
5) Kemp L, et al：The effect of catheter type and site on infection rates in total parenteral nutrition patients. J parenter Enteral Nutr 18：71-74, 1994
6) Inoue Y, et al：Clinical evaluation of catheter-related funginemia and bacteremia. Internal Medicine 34：485-490, 1995
7) Curtas S, et al：Cannulation of inferior vena cave for long term central venous acess. Surg Gynecol Obstet 168：121-124, 1989
8) 德嶺譲芳，他：超音波ガイド下血管穿刺 ①超音波ガイド下血管穿刺（内頚，鎖骨下，大腿）の実際．日臨麻会誌 33：455-460, 2013
9) 日本麻酔科学会・安全委員会 麻酔手技における事故防止対策調査ワーキンググループ：安全な中心静脈カテーテル挿入・管理のための手引き 2009. pp1-10, 2009
10) 德嶺譲芳，他：解剖学からみた代替静脈穿刺．LiSA 18：834-838, 2011
11) McGee DC, et al：Preventing complications of central venous catheterization. N Engl J Med 348：1123-1133, 2003

4 ④ 手技に超音波を活かす
神経ブロック

背景・概要

- 超音波ガイド下神経ブロックは，周術期やペインクリニック領域はもちろんのこと，救急外来などにおける鎮痛方法の一つとしても有用と思われる．
- 超音波装置を用いることによって，以前は盲目的に行われていた手技の安全性や確実性が高まるのは神経ブロックにも当てはまることだが，超音波ガイド下に手技を安全確実に施行するためには，エコー上に映し出される構造物を正しく理解する必要があり，十分な理解がない状態での手技は合併症による不利益の方が大きくなる可能性すらある．
- 本項目では解剖の知識を整理しながら，上下肢の代表的な神経ブロックの具体的な方法（平行法）として，上肢は**腕神経叢ブロック**，下肢は**大腿神経ブロック**と**坐骨神経ブロック**を紹介する．
- 著者としてはどの方法であっても，合併症早期発見の観点から可能な限り完全覚醒下で手技を行うべきだと思っている．

A 腕神経叢ブロック

- 腕神経叢ブロックは，ブロックするレベルによって4つのアプローチに分類できる．
- それぞれのアプローチによって得られる鎮痛域が異なってくるが，本セクションではそのうちの**斜角筋間アプローチ**と**腋窩アプローチ**を紹介する．

適応（得られる鎮痛範囲）

▶**斜角筋間アプローチ**　　肩，鎖骨，上腕近位部の鎮痛
▶**腋窩アプローチ**　　前腕，手関節，手指の鎮痛

注意すべき症例

▶斜角筋間アプローチ

- 対側気胸のある症例（施行時に気胸発生リスクがあるため）

- 対側横隔神経麻痺のある症例や呼吸機能が著しく低下している症例（横隔神経麻痺による呼吸機能低下リスクがあるため）
- 同様の理由から，両側の同時ブロックは絶対に行ってはいけない

▶腋窩アプローチ
- 外転が不可能・不十分な症例（ブロックの施行に上肢の外転が必要なため）

解剖

- 腕神経叢は，第 5 から第 8 頸神経および第 1 胸神経の前枝から構成される．
- この神経叢は，頸部では前斜角筋と中斜角筋の間を通って鎖骨上窩に向かい，そこで胸腔から出て鎖骨窩動脈と合流して鎖骨と第 1 肋間の間を通過した後に腋窩，上肢に至る．
- これらの神経は脊髄から出てそのまま単独で末梢へと走行するのではなく，分岐と再合流を伴いながら走行するため，神経叢と呼ばれ，この走行の中でどの部位で穿刺を行うかによってアプローチが大別される（図 1）．

図 1　腕神経叢の解剖
和田穰，他：超音波ガイド下神経ブロック ①上肢の神経ブロックの実際（腕神経叢ブロック）．
日臨麻会誌 33：494, 2013 より転載して改変

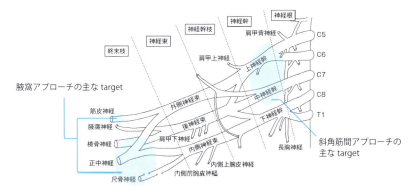

- **斜角筋間アプローチ**では最も中枢側の神経根から神経幹への移行領域（そのうち主に上・中神経幹）を，**腋窩アプローチ**では最も末梢側の終末枝領域をターゲットにしている．
- **斜角筋間アプローチ**では腕神経叢に含まれない頸神経叢の鎖骨上神経も一緒にブロックされるので肩や鎖骨領域の鎮痛においては有利だが，下神経幹はブロックされにくいので尺骨神経領域の鎮痛には適さない．

手順

▶斜角筋間アプローチ

❶ 体位は患側に肩枕を入れた仰臥位で，顔を反対側に向ける（図2左），もしくは患側を上にした側臥位（図2右）とする．

図2

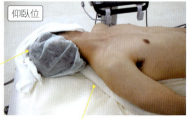
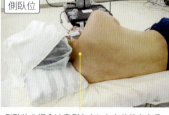

顔は患側の反対側に向ける

仰臥位の場合は，患側に肩枕を入れた方がワーキングスペースを確保しやすい

側臥位の場合は患側を上にした体位をとる

❷ 消毒前に斜角筋間にある神経叢を超音波で確認する．
- 正中からアプローチしていく方法と鎖骨下動脈を指標にする方法が主に行われている．
- 正中からアプローチする場合は，輪状軟骨付近で正中にプローブを当てて気管とそれを取り巻く甲状腺を確認する．
- そこからプローブを患側に移動させると甲状腺の外側に内頸静脈を確認でき，さらに外側に移動させると内頸静脈の外側に前斜角筋と中斜角筋，およびその間を一列になって走行する神経を確認できる（図3）．

図3

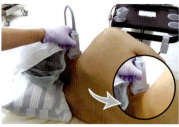
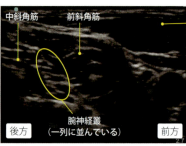

側臥位でプローブを当てている

中斜角筋　前斜角筋　胸鎖乳突筋

腕神経叢（一列に並んでいる）

後方　前方

- 鎖骨下動脈を指標にする場合は鎖骨上窩で鎖骨に平行にプローブを当て，鎖骨下動脈とその外側にぶどうの房様に見える腕神経叢が同定する．
- 同定後は神経叢を見失わないように中枢側に移動していくと，徐々に神経が一

4 手技に超音波を活かす ④神経ブロック

列に並ぶようになり，一列に並んだところが目標とするレベルである．

❸ 消毒，ドレープをかける（図4）

図4

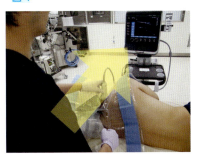

手技施行者と手技施行部位，エコー画面が一直線に並ぶようにセットすると手技が行いやすい

❹ 穿刺
- 穿刺はプローブの外側から行うが，その際に外頸静脈を損傷しないように注意する．
- 針先を常に描出しながら第5，第6頸神経レベルを目標に進めていき，それ以上深く進めないように注意する（図5）．

図5

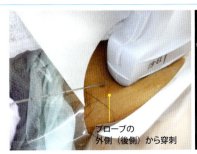

プローブの外側（後側）から穿刺

穿刺時の針とプローブの位置関係

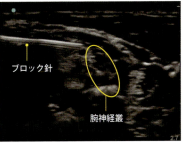

ブロック針

腕神経叢

穿刺時の針先が写っている

❺ 薬液注入
- 針先が目標部位に達したら血液の逆流がないことを確認し，局所麻酔薬を2ml程度ずつ分割投与し，画像上で局所麻酔薬の拡がりを確認する（図6）．

図6

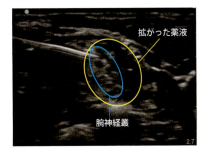

拡がった薬液

腕神経叢

49

▶腋窩アプローチ

❶ 体位は仰臥位で上肢を外転し，かつ前腕を回外する．肘関節を屈曲させる場合は前腕の下に腕枕を入れるとよい（図7）．

図7
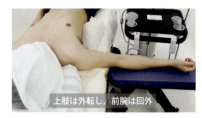

❷ 消毒前に腋窩部で腕神経叢を超音波で確認する．
　▶ まずは拍動している腋窩動脈を同定する．動脈近傍には複数の腋窩静脈が走行しているが，その位置は個人差が大きいので注意が必要である．
　▶ 通常は動脈周囲に正中，尺骨，橈骨神経を認め，筋皮神経を上腕二頭筋と烏口腕筋の間に確認できる．正中神経は腋窩動脈に伴走し，尺骨神経は常に腋窩動脈の尺側に存在し，橈骨神経は腋窩部付近では腋窩動脈のすぐ背側に位置している（図8）．

図8

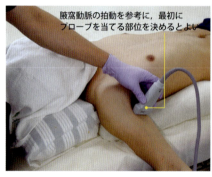
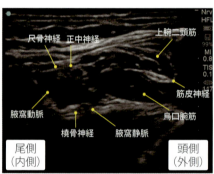

❸ 消毒後，ドレープをかける（図9）．

図9

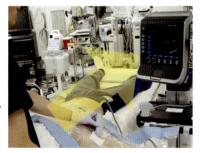

手技施行者と手技施行部位，エコー画面が一直線に並ぶようにセットすると手技が行いやすい

4 手技に超音波を活かす ④神経ブロック

❹ 穿刺
- プローブの上腕外側から穿刺し，針先を常に描出しながら針を進めていく（穿刺時の針とプローブの位置関係：図10）．

図10

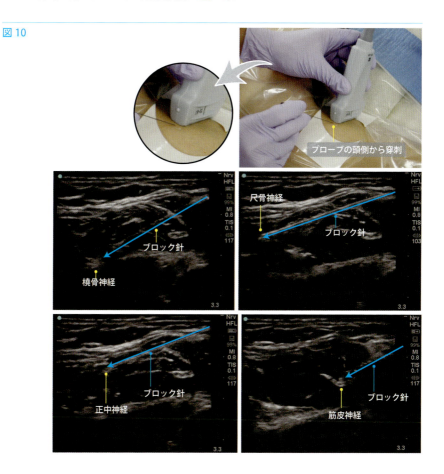

❺ 薬液注入
- それぞれの神経計4本の周囲に針を進めて局所麻酔薬を各々5 ml程度注入し，画像上で局所麻酔薬の拡がりを確認する（図11）．

➡次頁へつづく

図11

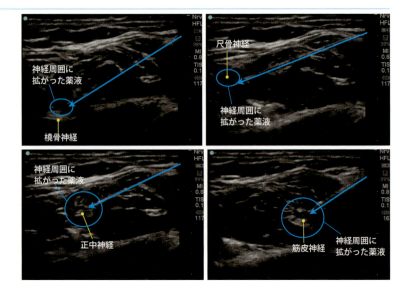

注意点

▶斜角筋間アプローチ

- 外側から穿刺する場合，側臥位の方が清潔を保ちながらワーキングスペースを確保しやすい．
- ブロック針の到達目標は神経自体ではなく，斜角筋間溝内の神経周囲組織である．針先端が直接神経を圧迫すると paresthesia を生じやすく，かなりの確率で神経内注入になってしまう．
- 薬液注入時に注入抵抗が高い場合は神経内注入の可能性があるので即座に注入を中止し，針先の位置を再調整する必要がある．全脊麻や神経損傷につながる可能性があるので，絶対にそのまま強引に注入してはならない．

▶腋窩アプローチ

- 橈骨神経が最も背側にあるため，一番最初に薬液を注入する方がよい．
- 筋皮神経は少し離れた部位にあるので，穿刺部位を外側に1cm程度ずらすとよい．
- 斜角筋間アプローチと同様に，薬液注入時に抵抗がある場合は即座に針先の位置を再調整すべきである．
- 腋窩アプローチでは他のアプローチ法に比べてゆっくりと効果が発現する．筋皮神経ブロックは例外的に早く完成するが，橈骨・尺骨神経は効果発現までに30分以上必要なこともある．

4 手技に超音波を活かす ④神経ブロック

腕神経叢ブロック：斜角筋間アプローチに特有な合併症

- 横隔神経麻痺
  - 横隔神経は内頸動静脈の外側を走行しているため，斜角筋表面を局所麻酔薬が浸潤することによって発症する．
  - 超音波を用いない斜角筋間アプローチではほぼ確実に発症するとも言われており，発症すると呼吸機能が25％程度低下しうる．
  - 超音波ガイド下で手技を行うことによって局所麻酔薬の投与量を減量できれば，発症頻度を減少させることは可能かもしれないが，発症を完全に防ぐことはできない．
- 全脊椎麻酔：針を深く刺入しすぎて，くも膜下に薬液が注入された場合に起こる．
- 血腫形成による気道閉塞
- 気胸

B　下肢の神経ブロック❶　大腿神経ブロック

適応

- 大腿骨
- 大腿〜膝の前面
- 下腿内側の鎮痛

注意すべき症例

- 穿刺部位の感染

解剖

- 大腿神経は腰神経叢からの分枝の一つで，L2〜4から構成される腰神経叢中最大の神経．運動・知覚神経が混在する．
- 第4，5腰椎の高さで大腰筋の外側縁から大腰筋溝内へ入った後，大腰筋と腸骨筋の間を大腿動脈鞘の外側を下降して鼡径靭帯の後面を通過して大腿前面に至る．
- この高さで大腿神経は前枝と後枝に分かれ，縫工筋や恥骨筋，大腿四頭筋などに分布していく．

手順

1. 体位は仰臥位
2. 消毒前に大腿神経を超音波で確認
   - 鼠径靭帯の高さ（上前腸骨棘と恥骨結節を結んだ直線）もしくはわずかに末梢側で靭帯にほぼ平行にプローブを当てると，内側から順に大腿静脈，大腿動脈，大腿神経が描出される．
   - この高さであれば，それぞれ皮膚から 2 cm 以内の深さに存在するはずである．
   - この高さよりも末梢へプローブを移動させると，動静脈および神経は分岐を始めてしまうので，ブロックを行うのであれば極力，それぞれの構造物が一つに見える位置がよい（図 12）．

図 12

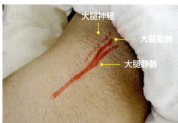

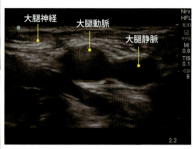

◀大腿神経・大腿動脈・大腿静脈を線でなぞっている

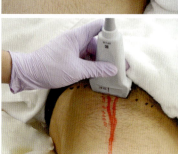

◀プローブを鼠径靭帯（鼠径溝よりやや頭側）に当てている

3. 消毒，ドレープをかける（図 13）

図 13

手技施行者と手技施行部位，エコー画面が一直線に並ぶようにセットすると手技が行いやすい

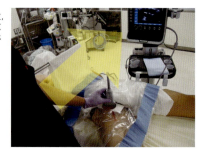

4 手技に超音波を活かす ④神経ブロック

❹ 穿刺（図14）
- 大腿神経外側から穿刺する．
- 超音波画像上で常に針先を描出しておき，大腿神経外縁部を目標点にして針先を進める．
- その目標部位に達するまでに大腿筋膜と腸骨筋膜を通過するが，その際に軽いポップ感を感じるはずである（図15）．

図14

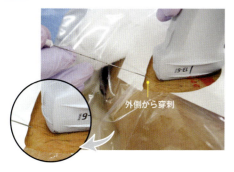

図15

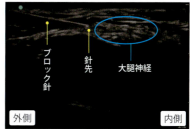

針先を神経外縁部にまで進めたところ

❺ 薬液注入
- 局所麻酔薬の拡がりを超音波画像上で確認する（図16）．
- まずは大腿神経外縁部に 3ml 程度注入し，その後下面，続いて上面にも同程度の薬液を注入する．
- もちろん薬液注入時に抵抗がある場合は即座に中止し，針先の位置を再調整しなくてはならない．

図16

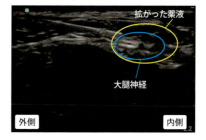

C　下肢の神経ブロック❷　坐骨神経ブロック（膝窩アプローチ）

適応

- 下腿
- 足関節
- 足趾領域の鎮痛

解剖

- 坐骨神経は，第4腰椎〜第3仙骨神経前枝から成る仙骨神経叢のうちの一つであり，仙骨神経叢から分かれて大坐骨孔から骨盤外に出た後，梨状筋の腹側から大殿筋の腹側を走行し，坐骨結節と大転子の間を通過して大腿へ向かう．
- そして膝窩上7cm程度の部位で脛骨神経（内側）と総腓骨神経（外側）に分岐するが，膝窩アプローチではこの付近でブロックを行うため，どちらかを選択的にブロックすることも可能である．
- この部位は坐骨神経の走行の中で最も浅い部位であり，安全確実なブロックを行いやすい部位とも言える．分岐直前のレベルでは坐骨神経は膝窩動静脈よりも表層外側かつ大腿二頭筋と半膜様筋の間に位置していることも覚えておきたい．

手順

❶ 体位は仰臥位や伏臥位でも施行可能だが，体位変換の煩雑さと手技のやりやすさなどを併せて考慮すると，著者は側臥位を選択することが多い．

❷ 消毒前に超音波画像で坐骨神経を確認．
　▶ 膝窩溝にプローブを当ててまずは膝窩動静脈を確認し，そこから徐々に中枢側（膝窩三角方向）にプローブを移動させていくと，膝窩動静脈の背側やや外側に坐骨神経を確認することができる（図17）．

4 手技に超音波を活かす ④神経ブロック

図 17

▼仰臥位の全体像
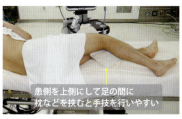
患側を上側にして足の間に枕などを挟むと手技を行いやすい

▼仰臥位でプローブを膝窩溝付近に当てている
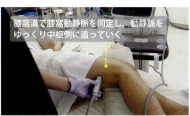
膝窩溝で膝窩動静脈を同定し、動静脈をゆっくり中枢側に追っていく

▼坐骨神経周囲のオリエンテーション
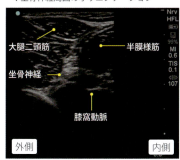
大腿二頭筋／半膜様筋／坐骨神経／膝窩動脈／外側／内側

▼坐骨神経が一本で見えている
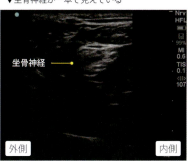
坐骨神経／外側／内側

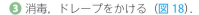
◀坐骨神経が分岐した後
総腓骨神経／脛骨神経／外側／内側

❸ 消毒, ドレープをかける (図 18).

図 18

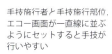

手技施行者と手技施行部位、エコー画面が一直線に並ぶようにセットすると手技が行いやすい

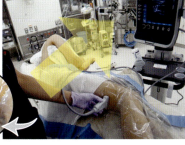

➡次頁へつづく

④ 穿刺
▸ プローブの外側（2 cm程度離すとエコーで描出されやすい）から穿刺する（図19）．

図19

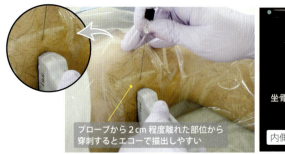
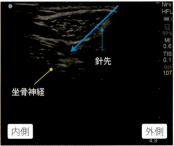

穿刺部位とプローブの位置関係　　　穿刺中の針が見える

⑤ 薬液注入
▸ 局所麻酔薬を10〜20 ml程度注入し，薬液の拡がりを超音波画像上で確認する（図20）．坐骨神経が脛骨神経と総腓骨神経に分岐した後に別々に薬液をブロックを行うと作用発現時間が短縮することができたという報告もある．

図20

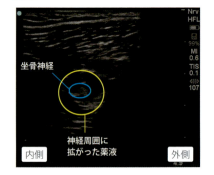

注意点

- 坐骨神経の分岐部位は個人差が大きいので，上記の基本知識をもとに実際に超音波画像で確認する必要がある．
- 坐骨神経は膝窩三角部に近づくほど深い部位を走行し，膝窩溝に近づくほど浅い部位を走行するため，体表に対してではなく，それぞれの部位の神経に対して垂直にビームが当たるようにプローブの傾きを調整する必要がある．
- 神経が同定しにくい場合は患者の足関節を底背屈させると，底屈では総腓骨神経が，背屈では脛骨神経が大腿後面の皮膚表面へと近づくという「シーソーサイン」を確認することができ，神経の同定に有効である．
- 腕神経叢と異なり，膝窩部では坐骨神経と膝窩動静脈は同一のシースに包まれて

4　手技に超音波を活かす　④神経ブロック　59

いないため，一般的に血管誤穿刺や局所麻酔中毒は起こりにくい．

合併症

- 局所麻酔中毒
  - ▸ 局所麻酔薬の大量投与や動脈内誤投与によって薬剤の血中濃度が上昇し，薬剤の作用が全身組織の Na チャネルにも及んだ結果引き起こされる病態のことである．二大症状として中枢神経毒性と心毒性が挙げられる．
  - ▸ 薬剤の種類によって中毒症状が発現し始める血中濃度は異なるが，一般的にはまず中枢神経症状（初期は舌・口唇のしびれやめまい，ふらつきから始まり，血中濃度上昇に伴って多弁・血圧上昇が発現し，痙攣・昏睡・呼吸停止・血圧低下に至る）が発現して，その後に心毒性（PQ 間隔延長や QRS 幅増大，陰性変時変力作用）が発現するため，中毒症状の早期発見のためにも可能な限り患者を完全に覚醒させたままで手技を行い，意識レベルを常にモニターするべきである．
  - ▸ 中枢神経症状が発現した場合には，局所麻酔薬の投与を中止し，100% 酸素をマスクで投与し，やや過換気を促す．痙攣を発症した場合には速やかに気道を確保し，抗痙攣薬としてジアゼパムやミダゾラムを投与する．
  - ▸ 気道確保困難な場合にはスキサメトニウムを投与して気管挿管を行う．より重篤な心毒性による循環抑制に対しては，アトロピンや各種昇圧剤投与を行いつつ，二次救命処置（ACLS）も考慮に入れる．
  - ▸ 20% 脂肪製剤による lipid rescue が有効であるという報告もあり，神経ブロックを施行する部屋内に常備しておくべきである．
- アナフィラキシー
  - ▸ 薬剤投与直後からの全身性皮膚粘膜病変や突然の血圧低下，呼吸器症状出現が特徴的な症状である．
  - ▸ 局所麻酔薬ではアミド型よりもエステル型薬剤の方が発症頻度は高い．
- 血管穿刺による出血，血腫形成
  - ▸ 超音波ガイド下手技において血管損傷による止血に難渋することは少ないが，血腫形成によって神経を含む周辺臓器が圧排されて二次合併症を起こす可能性がある．
  - ▸ わが国では神経ブロックにおいての至適凝固能や抗凝固能の休薬について明確なガイドラインは存在しないが，抗凝固療法などを行っている症例ではより慎重な対応が必要である．
- 神経障害
  - ▸ 末梢神経ブロック後の神経障害の発生率は硬膜外ブロックや脊椎くも膜下ブロ

ックと比べると高く,さらに下肢よりも上肢の方が発生率が高いという報告がある.
▸ しかしながら,1年以上症状が持続するような重篤な神経障害の発生率は末梢神経ブロックの方が低く,発生率はきわめて稀である.
● 感染
▸ 感染予防のために,穿刺部位の消毒はもちろんのこと,マスク,滅菌手袋,超音波プローブの滅菌カバー,滅菌シーツなどの使用が勧められる.
▸ 手技自体が長時間になれば感染リスクを増加させてしまうので,消毒前にプレスキャンを行って場所を同定しておくなど,手技自体の時間短縮や手技の習熟度を上げる努力なども大切である.

Point
- 神経ブロックを安全確実に行うには,正しい解剖の知識の習得が必須である.
- ブロック針刺入後は,常に超音波画像上に針先を描出させておく.
- 針先を描出するために穿刺後にプローブを動かすのではなく,穿刺前に目的に沿った画像を描出したらプローブをそこから決して動かさず,プローブ走査面をイメージしながらその画像上にブロック針が入ってくるように穿刺する.
- 薬液注入時に抵抗を感じた場合は即座に注入を中断し,針先の位置を再調整しなくてはならない.
- 神経ブロック施行中はバイタルはもちろんのこと,患者の意識レベルや訴えも注意深く観察し,局所麻酔中毒の初発症状を見逃さない.

参考文献

1) 和田穣,他:超音波ガイド下神経ブロック ①上肢の神経ブロックの実際(腕神経叢ブロック).日臨麻会誌 33:493-500, 2013
2) 谷西秀紀:腕神経叢ブロック:斜角筋間法.柴田康之(編):麻酔科学レクチャー 徹底ガイド 末梢神経ブロック Q&A. 総合医学社, pp459-465, 2010
3) Urmey WF, et al:One hundred percent incidence of hemidiaphragmatic paresis associated with intersene brachial plexuss anesthesia as diagnosed by ultrasonography. Anesth Analg 72:498-503, 1991
4) Renes SH, et al:Ultrasound-guided low-dose intersene brachial plexus block reduces the incidence of hemodiaphragmatic paresis. Reg Anesth Pain Med 34:498-502, 2008
5) Dutton RP, et al:Total spinal anesthesia after intersene blockade of the brachial plexus. Anesthesiology 80:939-941, 1994
6) 樋口秀行:腕神経叢ブロック:腋窩法.柴田康之(編):麻酔科学レクチャー 徹底ガイド 末梢神経ブロック Q&A. 総合医学社, pp479-484, 2010
7) Bigeleisen PE:Nerve puncture and apparent intraneural injection during ultrasound-guided axillary block does not invariably result in neurologic injury. Anesthesiology 105:779-783, 2006
8) 佐藤裕,他:超音波ガイド下神経ブロック②下肢の神経ブロックの実際Ⅰ(腰神経叢ブ

ロック，大腿神経ブロック，閉鎖神経ブロック，腸骨筋膜下ブロック）．日臨麻会誌 33：598-605, 2013

9) 村田寛明：大腿神経ブロック．柴田康之（編）：麻酔科学レクチャー 徹底ガイド 末梢神経ブロック Q&A．総合医学社，pp492-496, 2010

10) 伊藤洋，他：大腿神経ブロック．麻酔 57：575-579, 2008

11) Dalens B, et al：Comparison of the Fascia Iliaca Compartment Block with the 3-in-1 Block in Children. Anesth Analg 69：705-713, 1989

12) Hadzic A, et al：Combination of intranetural injection and high injection pressure leads to fascicular injury and neurologic deficits in dogs. Reg Anesth Pain Med 29：417-423, 2004

13) 森本康裕，他：超音波ガイド下神経ブロック ②下肢の神経ブロックの実際Ⅱ（坐骨神経ブロック）．日臨麻会誌 33：606-611, 2013

14) 堀田訓久：坐骨神経ブロック：坐骨神経の解剖，各アプローチの使い分け．柴田康之（編）：麻酔科学レクチャー 徹底ガイド 末梢神経ブロック Q&A．総合医学社，pp502-506, 2010

15) 笹川智貴，他：坐骨神経ブロック：膝窩部．柴田康之（編）：麻酔科学レクチャー 徹底ガイド 末梢神経ブロック Q&A．総合医学社，pp513-520, 2010

16) Sala-Blanch X, et al：Ultrasound-guided popliteal sciatic block with a single injection at the sciatic division results in faster block onset than the classical nerve stimulator technique. Anesth Analg 114：1121-1127, 2012

17) 上島賢哉，他：超音波ガイド下神経ブロック ⑧超音波ガイド下神経ブロックの合併症と環境整備．日臨麻会誌 33：639-644, 2013

18) 大村繁夫：局所麻酔薬中毒とその対処法．柴田康之（編）：麻酔科学レクチャー 徹底ガイド 末梢神経ブロック Q&A．総合医学社，pp439-444, 2010

19) Rosenblatt MA, et al：Successfil use of a 20% lipid emulsion to resuscitate a patient after a presumed bupivacaine-related cardiac arrest. Anesthesiology 105：217-218, 2006

20) Brull R, et al：Neurological complications after regional anesthesia.c comtemporary estimates of risk. Anesth Analg 104：965-974, 2007

21) Benumof JL：Permanent loss of cervical spinal cord function associated with inter-scalene block performed under general anesthesia. Anesthesiology 93：1541-1544, 2000

| 特別編 | **腹痛を診る** |

●**購入特典！**
『腹部救急で知っていてほしい画像集』
（PDF）を小社ホームページよりダウン
ロードいただけます.
詳しくは本書 iv 頁をご覧ください.

背景・概要

- 急性腹症では，確立された Point-of-Care 超音波は報告されていない．しかし，腹部超音波検査は急性腹症に対してスクリーニング検査として施行されることが勧められている[1]．
  - ‣ 腹部症状にて発症する致死的な救急疾患を見逃さないスクリーニング US を短時間にて行い，症例によっては CT でスクリーニングして（全体の把握を優先），US を精査に活用するといった方式が理想的と考えられる．
- そこで，本セクションでは，CT も含めて画像を提示しながら，急性腹症で早期に診断が必要な critical な疾患を下記の 2 つに分け，スクリーニング・精査のポイントをアトラス的に解説した（図 1）．

A 緊急で外科（カテーテル）的介入が必要な critical な疾患のうち，急性胆道感染症，腹部大動脈瘤破裂，肝細胞癌破裂，子宮外妊娠破裂，腸閉塞について
B 部位別に，A 以外の腹部臓器疾患について

図 1　急性腹症で早期に診断が必要な critical な疾患

A 緊急で外科的介入が必要な critical な疾患

腹腔内貯留液なし（FAST 陰性）	腹腔内貯留液あり（FAST 陽性）
● 急性心筋梗塞（心エコー・CK・トロポニン） ● 肺動脈塞栓症（心エコー・D-dimer-） ● 急性胆道感染症（胆管拡張・胆道系酵素↑）	● 腹部大動脈瘤破裂 ● 急性大動脈解離 ● 肝細胞癌破裂 ● 子宮外妊娠破裂 ● 絞扼性イレウス ● 汎発性腹膜炎 ● 内臓動脈瘤破裂

B 上記以外は部位別鑑別のセクションへ

❶心窩部〜右季肋部痛
❷腹部全体痛み
❸側腹部痛
❹腰背部痛
❺下腹部痛

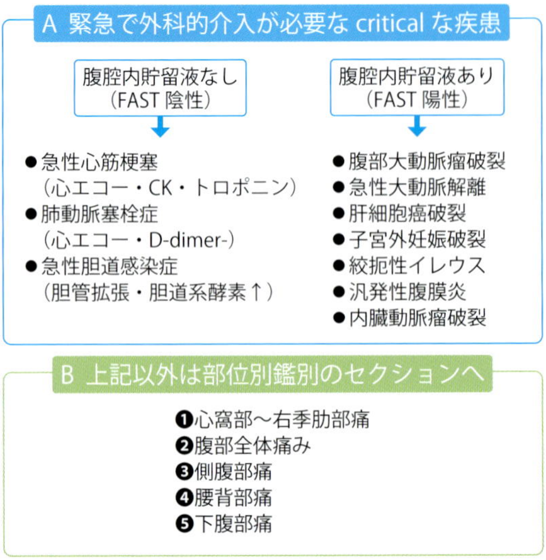

特別編：腹痛を診る

A 緊急で外科（カテーテル）的介入が必要な critical な疾患

1 FAST 陰性

1.1 急性胆道感染症（図2）

- 疾患のキーワード：炎症反応↑＋肝胆道系酵素↑
- 間接所見である閉塞性黄疸（胆管の拡張）をチェック．
    - ほぼ原因は結石か癌
- 左葉拡張→右葉拡張→胆嚢腫大をチェック．
    - 胆嚢腫大があれば閉塞は3管合流部以下
- 総胆管はやや左側臥位気味が見やすい．
- 胆摘後の生理的拡張に注意．

図2 急性胆道感染症

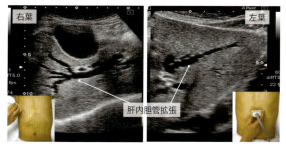
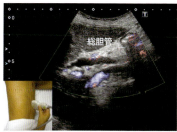
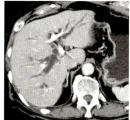
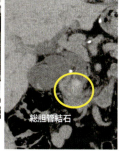

▲CTにおける肝内胆管拡張

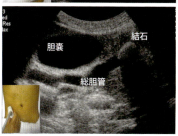

2 FAST 陽性

2.1 腹部大動脈瘤破裂（図3）
- 腹部正中での拍動性腫瘤をチェック．
- 腹部大動脈は紡錘状に限局性に拡張し，全周性の壁在血栓（図3＊）を認める．
- 動脈瘤があれば直ちに圧痛と腹水をチェック．
- 血管径，血管の形態，部位，主要分枝血管の状態を観察する．

図3　腹部大動脈瘤破裂

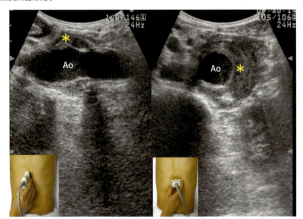

Ao：大動脈

2.2 肝細胞癌破裂（図4）
- 疾患のキーワード：肝疾患の既往・激痛＋腹水
- 肝疾患の既往の予測は肝実質エコーと肝臓の硬さでわかることもある．
  - 心窩部縦操作での心臓の拍動と肝臓の凹み方で肝臓の硬さがわかる．
  - 凹む→慢性肝炎程度，凹まない→肝硬変
- 肝内に辺縁低エコー帯を有し，内部のモザイクパターンを呈する結節と混濁した腹水の存在．

特別編：腹痛を診る

図4 肝細胞癌破裂

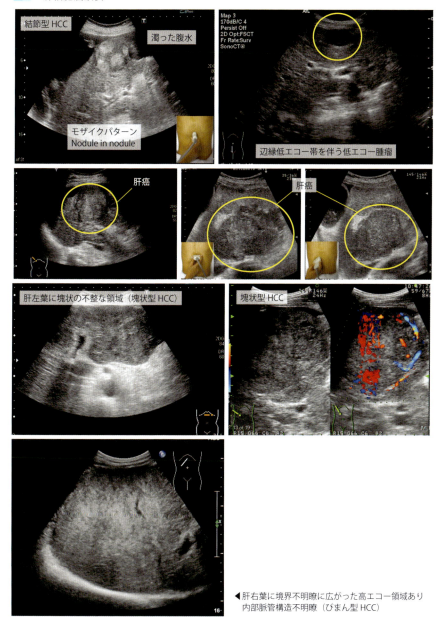

2.3 子宮外妊娠破裂（図5）

- 卵管妊娠が多い．破裂は出血性ショックに陥る．
- 妊娠反応陽性なのに，子宮内に胎嚢がない．
- 付属器領域の胎嚢を示唆するリング状エコーの所見と周囲の出血所見を認める場合に考える．

図5 子宮外妊娠

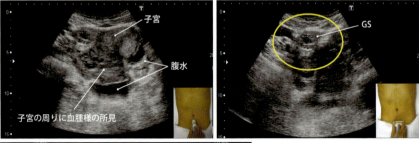

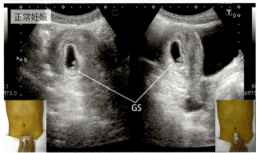

GS：胎嚢

2.4 腸閉塞（図6）

- 疾患のキーワード：嘔吐＋腹痛
- 基本的にどこから見てもよい．
- 腸液が溜まって拡張した腸管があるか否かを確認する．
- 腹水の存在（その性状）と内容物の to and fro を確認する．
- 拡張は小腸だけ（ケルクリング）なのか，大腸（ハウストラ）もあるのかをチェック．
  - ▶ 大腸イレウスは大腸癌の可能性が高い．
- 可能なら SMA の flow まで確認を（SMA 血栓症の除外）．
- 結局原因まで同定できることは少ないので早めの造影 CT を．

図6 腸閉塞

イレウス（機能性）と腸閉塞

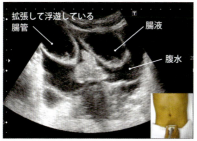

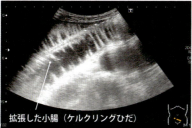
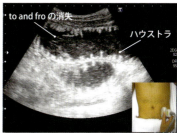

腸閉塞

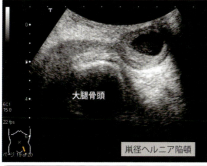
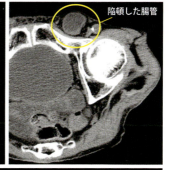

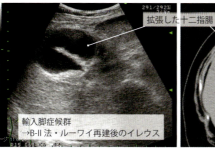
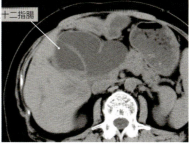

B 部位別アプローチ

1 心窩部〜右季肋部痛（図7）
- 心窩部痛では，急性胆管炎，急性胃粘膜病変が高頻度．
- 右季肋部痛では，胆石・胆嚢炎が高頻度．

図7

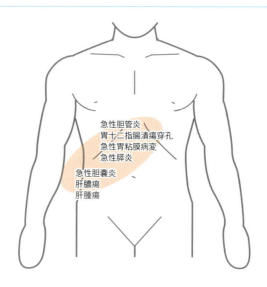

1.1 急性胃粘膜病変（図8）
- 中心部に高エコー（胃内のガス）を伴った壁肥厚を認める．
- 正常の胃壁は5 mm以下（幽門部では正常でももっと厚い）．
- 一見するとpseudo kidneyサインを示すこともある．
  ▸ 消化管壁と内容物が腎臓様に描出されるサイン
- 胃癌との鑑別は硬さと層構造の破綻．
- 壁肥厚の低エコー程度：リンパ腫＞癌＞炎症

特別編：腹痛を診る

図8　急性胃粘膜病変

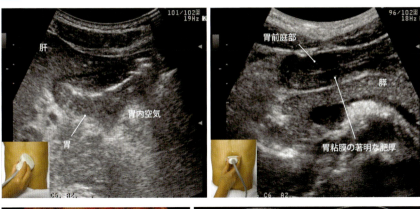
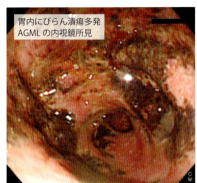
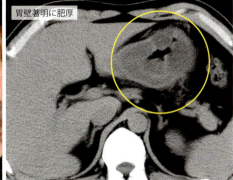
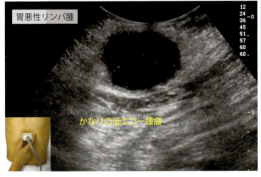
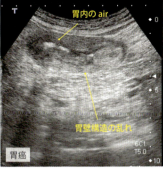

1.2 肝膿瘍（図9）

- 肝腫瘤と炎症反応↑・軽度肝機能悪化．
- 肝実質との境界不明瞭で辺縁部は高エコーで内部低エコーの腫瘤．
- 経過（検査した時期）によって内部エコーの所見が異なる．

図9 肝膿瘍

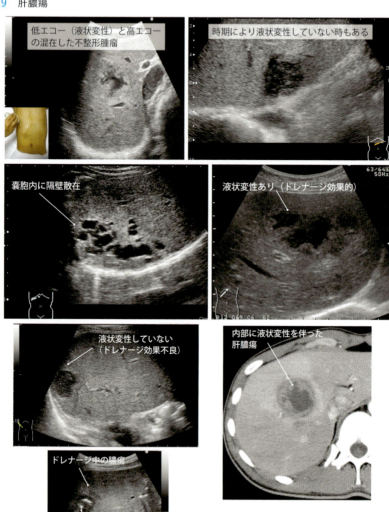

特別編：腹痛を診る

1.3 急性胆嚢炎（図10）

- 壁は肥厚し，sonolucent layer を有する三層構造（図10 ＊）．
- 胆嚢炎の US 所見は経時的に変化し，必ずしも典型的な所見があるわけではない．
  - ▸ 所見が乏しくとも一回の検査で否定はできない．
- sonographic Murphy サイン，胆石頸部陥頓，腫大（長径 8 cm 以上，短径 3.5 cm 以上・緊満・胆泥・壁の浮腫性変化を経時的にチェック．
- 壁の浮腫を評価するには高周波プローブ法を考慮．

図10 急性胆嚢炎　　　　　　　　　　　　　　　　　　　　（次頁へつづく）

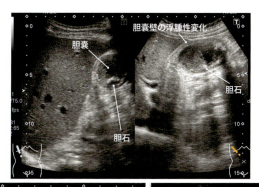

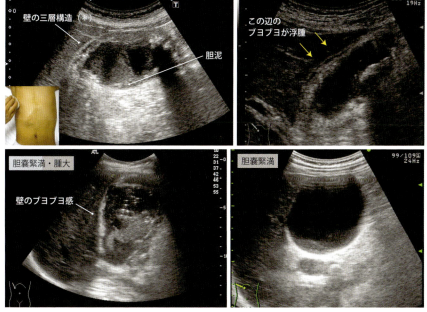

図 10 急性胆嚢炎 （前頁からのつづき）

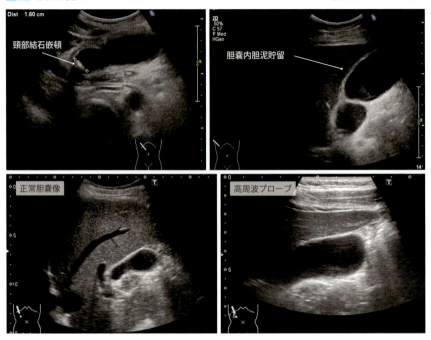

1.4 いろいろな胆嚢炎

1.4.1 気腫性胆嚢炎（図 11）

- ガス産生菌による胆嚢炎であり，胆嚢壁・内にガスを産生するため胆嚢壁に多重反射が見られる．重篤になることが多い．

図 11 気腫性胆嚢炎

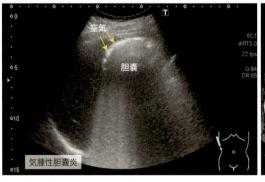
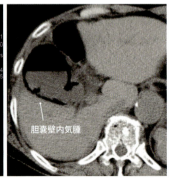

1.4.2 胆嚢捻転症（図 12）

- 疾患のキーワード：円背＋高齢＋胆嚢正中変位＋胆石なし
- 体位変換で症状が軽くなったりする．
- 胆嚢壊死をきたすためドレナージではなく手術が必要となる．造影 CT が有用．

図 12 胆嚢捻転症

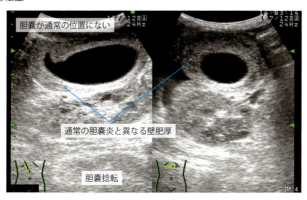

1.4.3 胆嚢内膜剥離（図 13）

- 虚血に陥った胆嚢粘膜が剥離している状態．通常の胆嚢炎と同じ治療を行う．

図 13 胆嚢内膜剥離

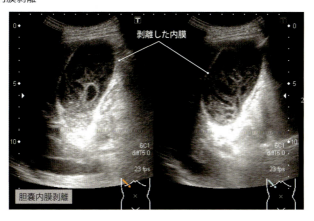

1.5　胆嚢炎ではない胆嚢壁肥厚（図14）

- 漿膜下層の結合織は疎であるために浮腫に陥りやすい．
- 急性肝炎，右心不全，低蛋白血症，肝硬変でも見られる．
- 以下をチェックして鑑別する．
    - 炎症反応の有無
    - sonographic Murphy サインの有無
    - 心不全の有無
    - アルブミン値，肝機能のチェック

図14　胆嚢炎ではない胆嚢壁肥厚

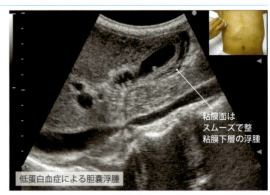
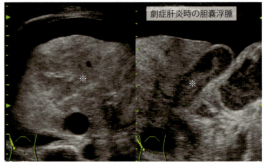

1.6　急性膵炎（図15）

- 疾患のキーワード：アルコール＋心窩部〜背部痛＋アミラーゼ↑
- 膵のエコーレベルが低下し腫大する．
- 膵周囲や後腹膜腔に echo free space（図15 ＊）．
- 半座位にしたら見えやすい時もあるが，ガスが多くあまり見えないことが多い．
- 胆管・胆嚢の拡張もあれば胆石膵炎を鑑別に挙げる．

特別編：腹痛を診る

図15 急性膵炎

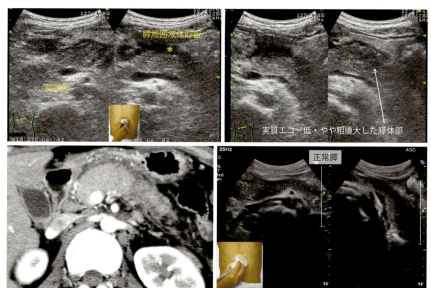

1.7 十二指腸潰瘍穿孔（図16）

- 疾患のキーワード：腹膜刺激症状＋タール便
- 十二指腸球部の粘膜下層の壁肥厚（＊）と潰瘍底が高エコー（↑）に描出される．
- Morrison 窩や肝表に free air を示す多重エコーが見られることがある．

図16 十二指腸潰瘍穿孔

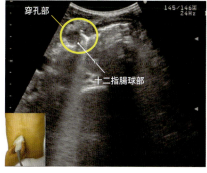
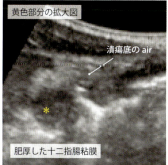

1.8 門脈ガス血症（図17）

- 疾患のキーワード：ショック状態＋イレウス
- 肝内の門脈内にガスを示す高エコーが散在している状態．右肋間操作が判別しやすい．
   - 胆道気腫とまちがえないこと．胆道気腫は胆管末梢に出ることは少ない
- 集中治療室において補正されないアシドーシス・原因不明ショックの際の腸管壊死の間接所見としてとらえられることがある．
- 腸管壁肥厚・イレウス・SMA の flow をチェックを．
- 緊急性がある場合が多いが必ずしもそうでない場合もあり，あくまでも臨床症状と照らし合わせが必要．

図17 門脈ガス血症

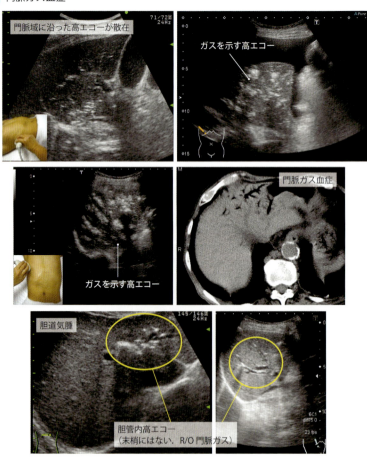

特別編：腹痛を診る

2 腹部全体痛み（図 18）

まず腹水貯留をチェック．大動脈を横操作，縦操作で瘤と解離，イレウス・上腸間膜動脈の flow をチェック．

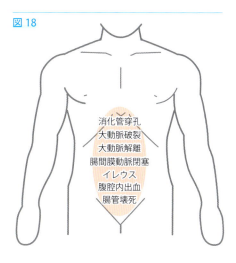

図 18

消化管穿孔
大動脈破裂
大動脈解離
腸間膜動脈閉塞
イレウス
腹腔内出血
腸管壊死

2.1 SMA 症候群（図 19）

- 疾患のキーワード：痩せ型＋腹痛＋嘔吐
- 十二指腸水平脚が上腸間膜動脈の分岐付近で圧迫され高位イレウスを起こす．

図 19 SMA 症候群

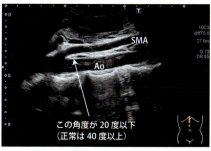

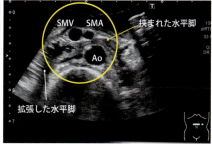

Ao：大動脈，SMA：上腸間膜動脈，SMV：上腸間膜静脈

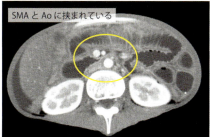

2.2 腸重積（図20）

- 疾患のキーワード：血便・嘔吐・腹痛（小児が多い）
- 圧痛に一致する部分に multiple concentric ring サインを呈する病変を認める．
  ‣ multiple concentric ring サイン：腫瘍を先進部として隣接腸管に陥入し層構造を呈する．重なった腸管が短軸像でリング状に見える．
- 成人は腫瘍が多い．

図20 腸重積

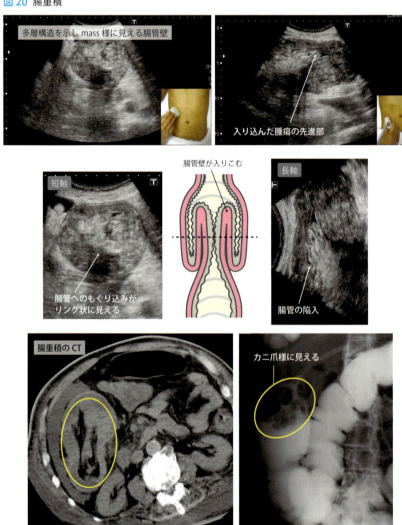

2.3 上腸間膜血栓症（図21）

- 疾患のキーワード：心房細動・腹部所見の乏しい・イレウス
- 腹水の有無，縦操作でSMAのflowを観察する．
- SMAの血流信号の途絶を認める（＊）．
- 評価できたとしてもあくまでも根部付近の評価しかできない．
  ▶ SMA血栓症を否定できる訳でない．
- やはり造影CTは有用である．

図21 上腸間膜血栓症

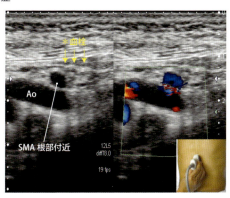
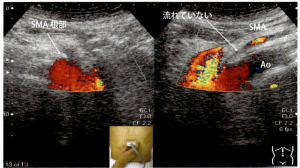
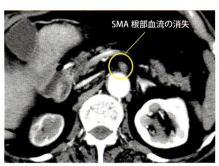
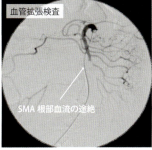

2.4 SMA 解離（図22）

- 激烈な腹痛・嘔吐・下痢・血便など多彩な症状.
- SMA に膜状の高エコー（intimal flap）が観察されることがある.
- 血管性急性腹症で忘れてはいけない疾患.
- 縦操作で SMA 血流信号の評価をする.
- 診断の主役は CT である.

図22 SMA 解離

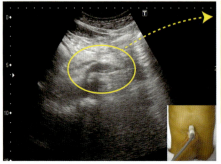
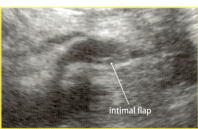
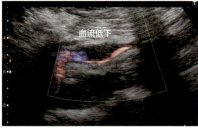
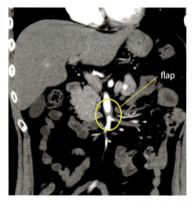
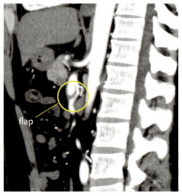

造影 CT における SMA 解離

2.5 腹水（漏出性・血性・癌性）（図23）

- 早く見つけるには Morrison 窩，Douglas 窩をチェックする．
- 混濁か透明かをわかればよい（図23 ＊）．
  ‣ 腹水内の点状高エコーは血性（癌性・炎症性等）を疑う．
- 癌性腹膜炎では大網が肥厚し，消化管が浮遊せずに一塊となっている．硬い印象．

図23 腹水

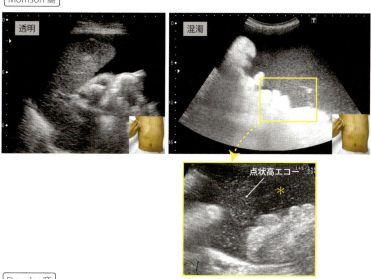

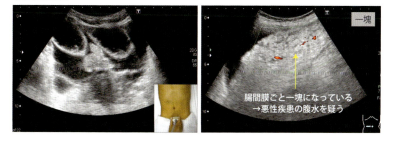

3 側腹部痛（図 24）

虫垂の位置は人によりさまざまであるが，右下腹部痛では急性虫垂炎をまず疑う．

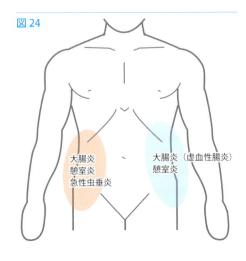

図 24

大腸炎
憩室炎
急性虫垂炎

大腸炎（虚血性腸炎）
憩室炎

3.1 大腸炎（図 25）

- 疾患のキーワード：血便・腹痛・下痢＋炎症反応↑
- 腸なのかどうかわからない時は，空気と内容物があって動いているかをチェック．
- 小腸か大腸かは，ケルクリング，ハウストラで．メルクマールは肝弯曲と脾弯曲．
- 小腸・大腸壁厚の目安は 4 mm 以下．
- 粘膜の肥厚がサンドイッチ状（＊）に見える．
- 重症例では鉛管状を示すことあり．
    ‣ どこの場所がどのくらいの長さ，どの程度腫れているのかを大まかにわかれば十分．
    ‣ 右側結腸は感染性・薬剤性，左側結腸は，虚血性・偽膜性が多い．
- 全体像の評価は CT で行う．

図 25 大腸炎　　　　　　　　　　　　　　　　　　　　　　　（次頁へつづく）

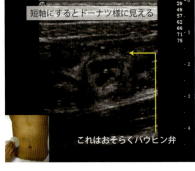
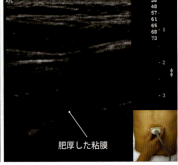

特別編：腹痛を診る

図 25 大腸炎　　　　　　　　　　　　　　　　　（前頁からのつづき）

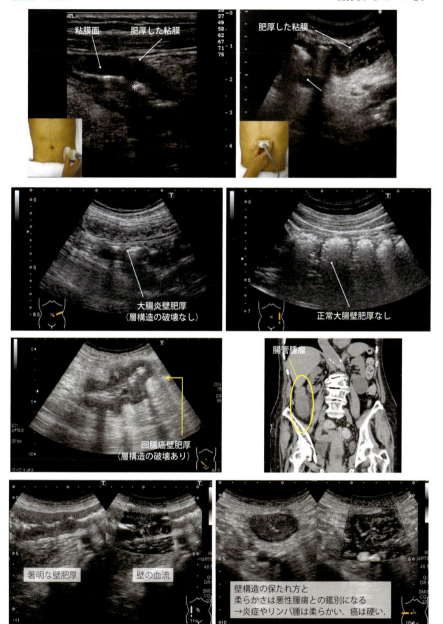

3.2 急性虫垂炎（図 26）

- 虫垂の部位同定法（実際は圧痛点付近）
  - まず肝弯曲部を同定．足側へ下り，回盲部付近から出て盲端になっている管腔構造（腸腰筋の横あたりが多い）．
- 粘膜が肥厚しソーセージ状に腫大している．糞石と周囲 fluid もチェック．
- 短径 6 mm 以上をチェック．
- 穿孔すると逆に小さくなる．
  - その場合は周辺の貯留（膿瘍）を探す
- 周囲のリンパ節腫脹もチェック．
- 高周波プローブをうまく使おう！（虫垂の構造がよくわかる！）
- CT の冠状断でオリエンテーションをつけた後に精査として当ててみてもよい．
  - 虫垂の位置は人それぞれ異なるため

> **Memo　虫垂炎の組織分類**
> カタル性　……　粘膜層主体の肥厚
> 蜂窩織炎性……　粘膜下層主体，層構造残存
> 壊疽性　………　層構造不明瞭化，破壊
> 　→あくまでも組織診断であるためここまでわかる必要はないが頭に入れておく．

図 26　急性虫垂炎　　　　　　　　　　　　　　　　　（次頁へつづく）

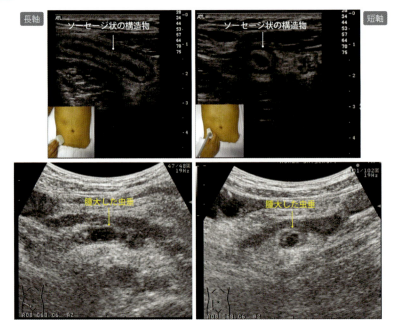

図 26 急性虫垂炎　　　　　　　　　　　　　　　　（前頁からのつづき）

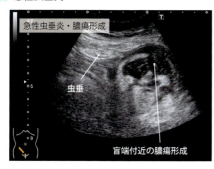
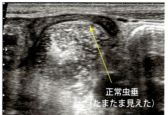

3.3 回腸末端炎（図 27）

- 右下腹部痛で虫垂炎の症状と類似．
- 主にエルシニア菌が多く，周囲の腸間膜リンパ節腫大をきたすことが多い．
- 子供が多い．
- 虫垂の腫大がないこと，憩室炎がないことは確認する方がよい．
- こちらも CT でオリエンテーションをつける方がわかりやすい．

図 27 回腸末端炎　　　　　　　　　　　　　　　　（次頁へつづく）

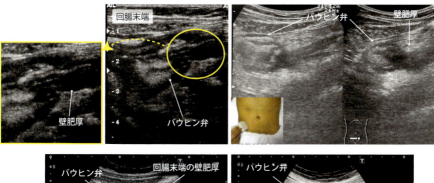
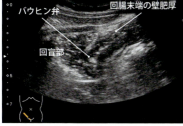
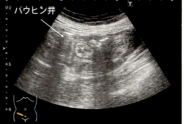

図27 回腸末端炎　　　　　　　　　　　　　　　　　　　　（前頁からのつづき）

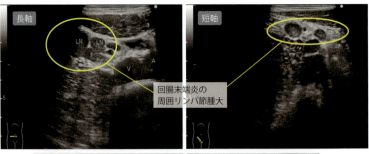

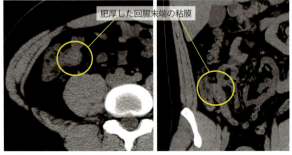

3.4 大腸憩室炎（図28）

- 右下腹部痛が多く虫垂炎と似ている．
- 虫垂の腫大がないことも確認する方がよい（虫垂炎は手術が必要になる）．
- 腸管外に突出するhypoechoic lesion（＊）を認め腸管壁より連続する低エコーの壁肥厚を呈す．
- その周囲に脂肪織炎を疑うhyperechoic area（★）を認める．
- 糞石があることが多い．
- CTでオリエンテーションをつけるのも一つの手．

図 28 大腸憩室炎

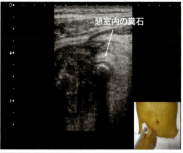
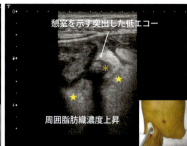
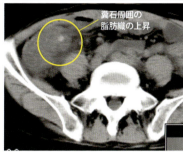

4 腰背部痛（図 29）

背部痛では尿路・膵臓・大動脈疾患を想定する．尿管結石の頻度は高い．

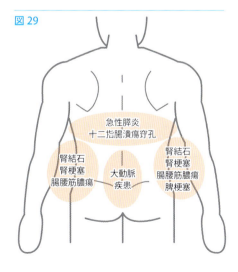

図 29

4.1 腸腰筋膿瘍（図 30）

- 疾患のキーワード：腸腰筋肢位（股関節屈曲位）＋炎症反応↑
- 腸腰筋内に隔壁をもつ液状エコーの存在.
- 起炎菌は原発性でブドウ球菌．2次性では大腸菌が多い.
- 穿刺可能かどうかもチェック.
- 全体の把握には CT が必要.

図 30 腸腰筋膿瘍

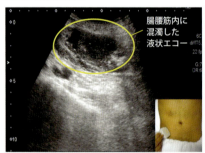
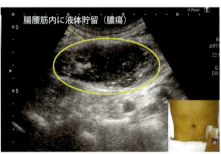
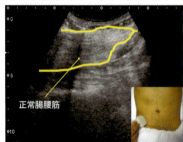
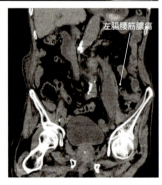
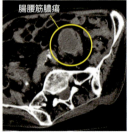

特別編：腹痛を診る

4.2 閉塞性腎盂腎炎　尿管結石（図 31）

- 疾患のキーワード：うずくまるほど激烈な腰背部痛＋血尿
- US による診断が非常に有用．
- 水腎を US で見つけるには，腎盂尿管移行部・膀胱尿管移行部のチェックで可能な場合がある．この時点で knock pain も確認．
- 結石以外に癌もゼロではない．
- 傍腎盂嚢胞に注意．
  - 早とちりせず連続性を確認する．

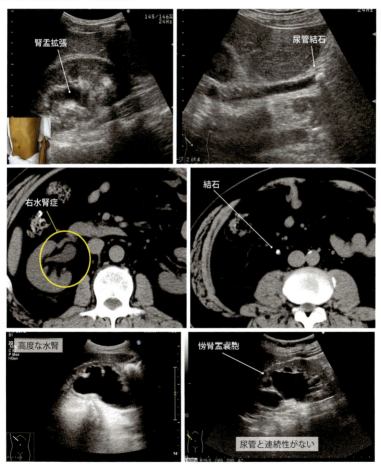

図 31　閉塞性腎盂腎炎　尿管結石

4.3 腎梗塞（図32）

- 突然の腰背部痛で出現.
  - 尿管結石と同じような症状で，心疾患既往のある60歳以上の高齢者が多い.
- 尿路系に結石や水腎がなければ疑う.
- 陳旧性の場合は，腎実質内に楔状の像（→）として認める.
- ドプラが有用なこともある.
- 確定診断はCTで.

図32 腎梗塞

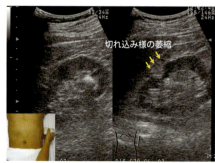
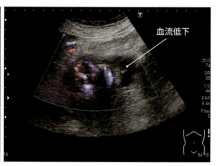
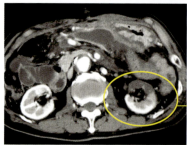

4.4 脾梗塞（図33）

- 急激な左側腹部痛で尿路系の異常なし.
- 脾実質に楔状または地図状の低エコー域・ドプラで血流なし.
- 初期には脾内に変化は示さないのでドプラで確認すればよい.
- 脾膿瘍を合併することがある.
- こちらもCTで確定診断を.

図33 脾梗塞

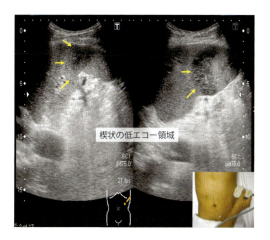

4.5 尿路系で知っておくべきこと（図34, 図35）

- 腎の萎縮・腫大もチェック.
  ▸ 大体長径 10 cm あるか否か
- 急性腎障害→腫大・腎実質エコー↑・髄質エコー↓
- 慢性腎障害→萎縮・腎実質エコー↑・皮質菲薄化

図34 尿路系①

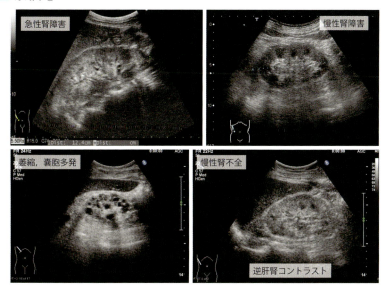

- 慢性膀胱炎は壁肥厚や憩室が認められる．（図 35）
  ▶ 繰り返し尿路感染を起こしていたことがわかる．

図 35 尿路系②

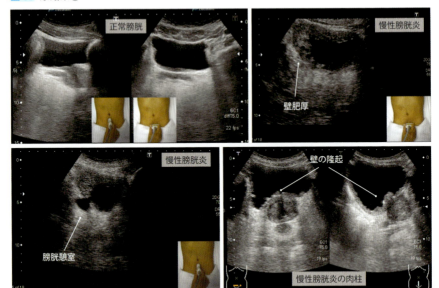

5 下腹部痛（図 36）

女性の下腹部痛では，緊急の対応が必要な子宮・卵巣疾患の除外を行う．

図 36

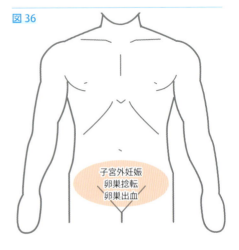

特別編：腹痛を診る

> **Memo　女性の下腹部痛の鑑別診断**
> 《妊娠反応（＋）》　子宮内胎嚢（＋）　→　流産・早産・常位胎盤早期剥離
> 　　　　　　　　　　子宮内胎嚢（−）　→　子宮外妊娠・流産
> 《妊娠反応（−）》　卵巣腫瘍（＋）　→　卵巣腫瘍茎捻転・卵巣腫瘍破裂
> 　　　　　　　　　　卵巣腫瘍（−）　腹水あり（卵巣出血）
> 　　　　　　　　　　　　　　　　　　腹水なし（骨盤腹膜炎）

5.1　卵巣出血（図 37）

- 突然の下腹部痛・肛門圧迫感・貧血.
- 妊娠反応陰性・子宮周囲の出血の所見.
  - 妊娠機会のない女性にも発症
- 正常な女性骨盤像を頭に入れておく.
  - 「何となくいつもと違う」が大切.
- 子宮外妊娠との鑑別は画像上困難.

図 37　卵巣出血

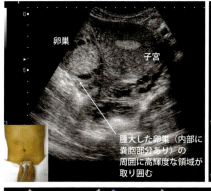
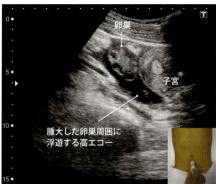
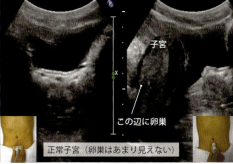

5.2 卵巣捻転（図 38）

- 突然の疼痛発作で片側に強い．
- 妊娠可能女性の下腹部痛では常に念頭に置くべき疾患．
- まず子宮，膀胱の同定と腹水の有無をチェック．疼痛に一致して内部エコーが出血・壊死を認める．
- 骨盤部の 5 cm 以上の腫瘤を認める場合は捻転しやすい．

図 38 卵巣捻転

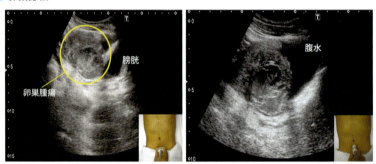

Point

- 超音波検査（US）は，リアルタイムに評価が可能な汎用性の高い検査であるが術者の技量・患者要因によって精度に差が生じる．検査の限界を認識し時間をかけたり固執したりせずに CT を考慮する．
- 救急・集中治療領域の US には，スクリーニングで用いる方法と CT 後に精査として用いる方法があり，総合的に診断することで精度がアップする．
- 救急疾患の診断・治療方針の習得をこころがけ，US で診断できる疾患レパートリーを増やしていくことが重要である（まずは虫垂炎・胆嚢炎から）．
- 救急の US はポイントを絞って迅速に行うことが重要である．

参考文献

1) 急性腹症診療ガイドライン出版委員会（編）：急性腹症診療ガイドライン 2015. 医学書院, 2015
2) 超音波検査法フォーラム：超音波検査法セミナー
   http://www.us-kensahou-seminar.net/
3) 久直史（監修），土居忠文：所見の書き方がまねできる 腹部超音波検査レポート実例集 改訂第 2 版. 南江堂, 2015
4) 杉山高：ひと目でわかる 腹部・消化管エコー『実践編』. 医療科学社, 2009
5) 杉山高：全科の救急エコー "虎の巻". 井上書林, 2000

索引

あ
右胸腔 6
右室横径 12
右室自由壁の壁運動低下 29

腋窩アプローチ 46
エントリー 26

か
回腸末端炎 85
解離 27, 28
拡張機能 30
下行大動脈 22
下大静脈 13
可動性血栓 29
下腹部痛 92
肝細胞癌破裂 64
感染性心内膜炎 18
肝膿瘍 70

偽腔 26
偽腔開存型解離 15
偽腔開存型大動脈解離 22
偽腔閉塞型解離 15
偽腔閉塞型大動脈解離 22
気腫性胆嚢炎 72
急性胃粘膜病変 68
急性冠症候群 21, 22, 23, 30
急性腎障害 91
急性膵炎 74
急性大動脈解離 21, 25
急性胆道感染症 63
急性胆嚢炎 71
急性虫垂炎 84
急性肺塞栓 12
急性腹症 62

胸部大動脈 15
緊張性気胸 14, 21, 31

血管性急性腹症 80
血流分布不均衡性ショック
.... 10, 12, 13, 18

拘束性ショック 10, 11
呼吸性変動 13

さ
左胸腔 7
坐骨神経 56
坐骨神経ブロック 56
左室横径 12
左室駆出率 30
左室収縮 12
左室内血栓 30
左室壁運動 23

シーソーサイン 58
子宮外妊娠 93
子宮外妊娠破裂 66
膝窩静脈 15
斜角筋間アプローチ 46
収縮機能 30
十二指腸潰瘍穿孔 75
自由壁 oozing rupture 22
出血性ショック 4
循環血液量減少性ショック 10
上行大動脈 22
上腸間膜血栓症 79
女性の下腹部痛の鑑別診断 93
ショック 10
心外閉塞性ショック 10
心窩部 5

心窩部痛	68
神経ブロック	46
心原性ショック	10, 11, 12, 16
腎梗塞	90
心室中隔穿孔	30
心タンポナーデ	5, 11, 17
心嚢液	5
心嚢液貯留	5
心拍出量	16
深部静脈血栓	23
深部静脈血栓症	15, 29
心房中隔欠損	12
心膜液	11
心膜液貯留	17, 22
心膜下心室瘤	30
心膜（心筋）炎	22
推定右房圧	29
推定拡張期肺動脈圧	29
推定収縮期肺動脈圧	29
先天性シャント性疾患	12
総大腿静脈	15
僧帽弁逆流	30
側腹部痛	82

た

大腿静脈	42
大腿神経	42, 53
大腿神経ブロック	53
大腿動静脈穿刺	42
大腿動脈	42
大腸炎	82
大腸憩室炎	86
大動脈エコーの 4S アプローチ	26
大動脈解離	15, 22
大動脈瘤の破裂	15
胆石膵炎	74
胆嚢壁肥厚	74

胆嚢内膜剥離	73
胆嚢捻転症	73
虫垂炎の組織分類	84
超音波ガイド下穿刺	32
腸重積	78
腸閉塞	66
腸腰筋膿瘍	88
橈骨動脈	38
橈骨動脈穿刺	38

な

内頸静脈	33
内頸静脈穿刺	32
尿管結石	89
尿路系	91

は

肺エコー	20
敗血症	18
肺水腫	14
肺塞栓	23
肺塞栓症	21, 29
脾梗塞	90
脾腎境界	7
ひらめ静脈	15
腹腔内出血	6
腹水	81
腹部大動脈	15
腹部大動脈瘤破裂	64
閉塞型	27, 28
閉塞性ショック	10, 11, 12, 14
閉塞性腎盂腎炎	89
壁運動評価	30

膀胱直腸窩	8
傍腎盂嚢胞	89

ま 慢性腎障害 ………… 91
慢性膀胱炎 ………… 92

三日月型大動脈壁肥厚 …… 22
右季肋部痛 ………… 68

門脈ガス血症 ………… 76

や 疣贅 ………… 18

腰背部痛 ………… 87

ら 卵巣出血 ………… 93
卵巣捻転 ………… 94

リング状エコー ………… 66

わ 腕神経叢 ………… 47
腕神経叢ブロック ………… 46

外国語

B line ………… 14
barcode サイン ………… 14
blow out rupture ………… 22

comet サイン ………… 14

Douglas 窩 ………… 8

EASY screening ………… 20, 25

echo free space …… 6, 7, 8, 11, 22, 74
EFAST ………… 4
ejection fraction ………… 30

FAST ………… 4
FATE ………… 20
flap …… 15, 22, 27, 28
FoCUS ………… 20
fractioning short ………… 30

hyperechoic area ………… 86
hypoechoic lesion ………… 86

intimal flap ………… 80

killer chest pain ………… 20

lung pulse ………… 31
lung sliding …… 24, 31

MaConnell サイン ………… 29
Morrison 窩 ………… 6
multiple concentric ring sign …… 78

oozing rupture ………… 22

Point-of-Care 超音波 ………… 2
──と従来の超音波検査の違い … 2
pseudo kidney サイン ………… 68

RUSH exam ………… 10

seashore サイン ………… 31
SMA 解離 ………… 80
SMA 症候群 ………… 77
sonographic Murphy サイン … 71, 74
sonolucent layer ………… 71

まずはココから！Point-of-Care 超音波

2016 年 12 月 20 日　第 1 版第 1 刷発行　©

編　著	西上和宏　NISHIGAMI, Kazuhiro	
発行者	宇山閑文	
発行所	株式会社金芳堂	
	〒 606-8425 京都市左京区鹿ケ谷西寺ノ前町 34 番地	
	振替　01030-1-15605	
	電話　075-751-1111（代）	
	http://www.kinpodo-pub.co.jp/	
印　刷	株式会社サンエムカラー	
製　本	藤原製本株式会社	

落丁・乱丁本は直接小社へお送りください．お取替え致します．

Printed in Japan
ISBN978-4-7653-1698-9

JCOPY ＜（社）出版者著作権管理機構　委託出版物＞

本書の無断複写は著作権法上での例外を除き禁じられています．複写される
場合は，そのつど事前に，（社）出版者著作権管理機構（電話 03-3513-6969，
FAX 03-3513-6979，e-mail: info@jcopy.or.jp）の許諾を得てください．

●本書のコピー，スキャン，デジタル化等の無断複製は著作権法上での例外
を除き禁じられています．本書を代行業者等の第三者に依頼してスキャンや
デジタル化することは，たとえ個人や家庭内の利用でも著作権法違反です．